T0047694

Lucía Olivera
Asesoramiento en nutrición:
Fiorella Vitelli

La dieta del sentido común

COMER RICO Y
ADELGAZAR SIN SUFRIR

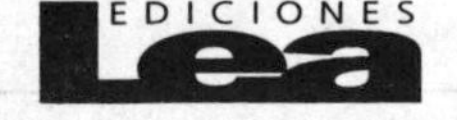

La dieta del sentido común
es editado por
EDICIONES LEA S.A.
Av. Dorrego 330 C1414CJQ
Ciudad de Buenos Aires, Argentina.
E-mail: info@edicioneslea.com
Web: www.edicioneslea.com

ISBN 978-987-634-946-8

Queda hecho el depósito que establece la Ley 11.723.

Impreso en Argentina. Primera edición.
Septiembre de 2013. Printing Books.

Oliveira, Lucía
La dieta del sentido común : comer rico y adelgazar sin sufrir
. - 1a ed. - Buenos Aires : Ediciones Lea, 2013.
160 p. ; 23x15 cm. - (Alternativas; 52)

ISBN 978-987-634-946-8

1. Nutrición. 2. Dietética. I. Título
CDD 613.2

Lucía Olivera
Asesoramiento en nutrición:
Fiorella Vitelli

La dieta del sentido común

COMER RICO Y ADELGAZAR SIN SUFRIR

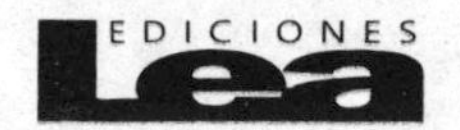

Introducción

Antes que nada ¿por qué se llama la *Dieta del Sentido Común*?

Porque, precisamente, a la hora de elegir los alimentos, de prepararlos y de ingerirlos no apela más que al sentido común que todos tenemos en relación a la nutrición, a lo que es engordante y a lo que no lo es. En efecto: no se trata, como en otras dietas, de estar sufriendo durante 15 días pasando prácticamente todo el día en ayunas o tomando vinagre entre comidas. Tampoco de ingerir unos alimentos durante la luna llena y otros en cuarto menguante. Se trata de comer (y de dejar de hacerlo) de acuerdo a nuestro compañero, el sentido común, o sea: ese conjunto de conocimientos que nos permite saber qué es lógico, prudente y válido, y qué no lo es.

Algunos ejemplos: si usted desea adelgazar: ¿cuál es la recomendación de su sentido común ante la idea de acompañar esos mates con más de una medialuna? ¿O de sumar a su plato de carne magra asada un mix de achuras? Seguramente, le dirá que no lo haga. Por el contrario: ¿qué le dice su sentido común cuando usted va a un restaurante de sistema tenedor libre y pasa por el sector de ensaladas? Que llene su plato con ellas, ya que son saludables y ayudan a bajar de peso. De eso se trata. Nada más y nada menos.

Por supuesto, como al sentido común hay que ayudarlo con conocimiento para que pueda funcionar mejor, este libro le acerca información nutricional y propuestas saludables para que usted "abone" ese sentido común y pueda tomar las mejores decisiones nutricionales de acuerdo a sus gustos.

La *Dieta del Sentido Común* no es una solución mágica

Esta es una de las primeras cosas que queremos dejar en claro y que tenemos que advertirle. Si usted está en busca de una salida mágica del estilo de "Adelgace 5 kilos en una semana", "Baje de peso comiendo chocolates durante la luna llena" o "Llegue rápidamente a su peso ideal comiendo solamente coliflor con vinagre de manzana", lamentablemente debemos comunicarle que no ha dado con el libro que se adecua a sus expectativas.

No vamos a proponerle ninguna solución mágica, **sino un cambio de hábitos que deberá hacer desde el sentido común, el conocimiento y la conciencia, o sea, desde la responsabilidad ante la comida.**

La *Dieta del Sentido Común* no supone un adelgazamiento rápido

La única manera de bajar de peso sin afectar el buen estado de salud y con resultados duraderos es de forma lenta y progresiva, de manera consciente, sin prisa pero sin pausa, cambiando de raíz los malos hábitos, con tiempo para que nuestra mente y nuestro cuerpo se adecuen a las modificaciones implementadas y sabiendo que habrá momentos de meseta o estancamiento que deberán ser superados. Por ello, la ansiedad no es buena compañera de ningún plan de adelgazamiento y, menos aún, de la dieta que le ofrecemos y explicamos en el presente volumen. Tenga en cuenta, además, que los adelgazamientos "relámpago" no gozan de buenas perspectivas a futuro y que, cuanto más despacio pierda kilos, más posibilidades tendrá de que esos kilos no vuelvan a aparecer.

La *Dieta del Sentido Común* es un programa de alimentación consciente

Efectivamente, se trata de un plan nutricional a largo plazo (la idea es implementarlo de por vida) donde el individuo es consciente de lo que está comiendo, sabe qué efectos tendrá ese alimento o plato en su organismo, y lo ingiere con ese conocimiento y asumiendo esa responsabilidad. La idea de *conciencia*, de *ser consciente* y, como lógica consecuencia, de *ser responsable,* es uno de los pilares fundamentales (si no, el más) de este plan de alimentación. En este libro usted encontrará información detallada sobre los alimentos que resultan convenientes de incorporar a su mesa (y las razones para hacerlo), datos certeros acerca de los que debe evitar y una suerte de guía de cómo cambiar hábitos nocivos, incorporar los saludables y lidiar con ciertos momentos de riesgo que toda dieta (y toda vida) tiene. Y en base a ellos usted confeccionará su propio programa de alimentación, el que se adecue a usted y a su momento.

La *Dieta del Sentido Común* es un plan de autogestión alimentaria

Retomamos aquí lo esbozado en el final del punto anterior: la ***Dieta del Sentido Común*** es un programa que confía en la autorregulación del individuo, en la capacidad de la persona para entender qué es bueno para comer, qué es malo y cómo balancear esos valores de acuerdo a sus gustos. Porque ese es otro de los puntos remarcables del plan que le presentamos: lo gestionará usted en base a sus gustos y no tendrá que comer nada que no sea de su agrado.

La *Dieta del Sentido Común* es un programa de alimentación saludable y sustentable que usted mismo confeccionará de acuerdo a sus gustos y necesidades, y que le permitirá llegar y mantenerse en su peso ideal.

CAPÍTULO I

La actitud ante la comida

En el capítulo anterior explicábamos qué es y qué no es la ***Dieta del Sentido Común.*** Si usted lo ha leído y piensa que quizás sería un programa de alimentación acorde a su deseo de bajar de peso, en este capítulo le mencionamos y explicamos algunas primeras cuestiones relativas a la responsabilidad y a la consciencia con la que tal dieta debe ser encarada en pos de asegurar su éxito, al tiempo que le sugerimos algunas acciones y actitudes a tomar en el mismo sentido.

Seguir la *Dieta del Sentido Común* debe ser una decisión propia

Eso es lo primero que tenemos para decirle luego de la Introducción. Y no es poco.

Todo cambio en alguno de nuestros hábitos de vida sólo es verdaderamente posible cuando somos *nosotros* quienes estamos convencidos de que es necesario implementarlo y no cuando nos presionan de alguna u otra manera para hacerlo.

Ejemplos son lo que sobran.

En general, de poco valen los intentos que hagan los miembros de una familia para lograr que un alcohólico deje de aferrarse a la bebida. Eso sólo se logra cuando es el mismo enfermo quien decide ponerle un punto final a su conducta autodestructiva y busca auxilio para hacerlo, ya sea en Alcohólicos Anónimos, en un grupo de autoayuda, acudiendo a un profesional de la psicología o a través de alguna otra alternativa.

El cigarrillo (o, para decirlo con más propiedad, el tabaquismo) es otro ejemplo. Solo cuando una persona hace el necesario *click* mental, algo se destraba y allana el camino que permite abandonar –la mayor parte de las veces con mucho esfuerzo y una voluntad casi titánica– la absurda y onerosa costumbre de llenar de humo nuestros pulmones e incrementar con ello el riesgo de sufrir múltiples enfermedades.

Y, como no podía ser de otra manera, exactamente lo mismo sucede con la alimentación.

Si usted es el convencido de que necesita un cambio en el estilo de nutrición y de hábitos alimentarios en pos de vivir más saludablemente y alcanzar su peso ideal, tiene casi asegurado el 100% del éxito de este programa alimentario, de este plan de vida que hemos dado en llamar **La Dieta del Sentido Común**. Si, por el contrario, solo lo acepta resignadamente por algún tipo de presión familiar, social o laboral, lamentamos decirle que el éxito difícilmente esté de su lado en la empresa.

Por eso, es necesario que usted mire hacia su interior, se haga algunas preguntas y se tome todo el tiempo necesario para llegar al fondo de los interrogantes y responder desde la sinceridad más profunda: ¿realmente he llegado a un punto donde me resulta imprescindible modificar mi peso corporal? ¿Valoro lo suficiente mi salud y mi imagen corporal como para trabajar en pos de mejorarlas? ¿Estoy en verdad decidido a ser lo suficientemente disciplinado como para incorporar –y mantener– nuevos hábitos que me lleven saludablemente a mi peso ideal y mejoren mi salud en general?

Si las respuestas a esas preguntas son afirmativas… ¡Bienvenido! Usted tiene en sus manos el libro que puede cambiarle la vida.

Sea consciente de que la salud es lo más importante de la vida

Nos toca vivir en un mundo y en una época un tanto extraños en los que cambiar el automóvil por un modelo mejor o comprar un televisor con una pantalla más grande se tornan objetivos más deseados y perseguidos que gozar de una buena salud. Y, lamentablemente, mucha gente comprende el valor supremo de esta cuando ya es demasiado tarde… o cuando está camino a serlo. Pero lo cierto es que todo aquello que queramos hacer o lograr a lo largo de nuestra vida (una carrera profesional destacada, negocios exitosos, un matrimonio feliz, una paternidad/maternidad gratificante, etc.) solo será posible si contamos con una buena salud a modo de base sólida para lograr todo lo demás. Efectivamente, con un buen estado de salud nuestro cuerpo, mente y espíritu se encuentran en disponibilidad para hacer todo aquello que deseamos. Luego, si lo hacemos, veremos los resultados que podrán ser buenos, regulares, malos, excelentes, etc. Pero cuando la salud se mina, buena parte de las actividades se tornan sumamente dificultosas. No imposibles, por supuesto. De hecho, hay personas excepcionales que han conseguido logros extraordinarios con una salud deficiente o con discapacidades pronunciadas. Pero son aquellas que merecen y tienen, precisamente, el adjetivo calificativo que acabamos de darle: excepcionales.

Por ello, es importante que usted tome conciencia de que lograr un buen estado de salud es abrir puertas a su vida, es ponerse a disposición de los objetivos que quiere lograr y de los deseos que quiere cumplir. Piénselo, medítelo y téngalo a modo de "comodín mental" cada vez que esté al borde de caer en una de esas tentaciones gastronómicas que –una a una– arruinarán su salud: comer achuras (chinchulines, tripa gorda, etc.), ingerir cantidades considerables de grasas combinadas con dulces (alfajores, tortas con crema y dulce de leche, etc.), etc. Y, por supuesto, téngalo en cuenta si atraviesa el peligroso momento en que se desea abandonar la dieta y tirar todo por la borda. Pero de eso hablaremos más adelante.

Sea consciente de que su peso ideal contribuye a esa buena salud

Ya hablamos de la importancia fundamental de la buena salud. Pasemos ahora a tratar el tema del peso ideal.

No se trata de estar "flaco", pues un peso por debajo del ideal comporta riesgos ciertos para la salud. ¿Algunos de ellos? Un sistema inmunológico débil ("defensas bajas") que pone a la persona en un mayor riesgo de sufrir infecciones, falta de energía como lógica consecuencia de la ausencia de ciertos nutrientes, posibles problemas de fertilidad que en la mujer suelen manifestarse con amenorrea (falta de menstruación), mayor riesgo de sufrir osteoporosis, pérdida de cabello y lozanía de la piel, etc.

Por supuesto, tampoco se trata de estar "gordo" ya que la obesidad también supone serios peligros para la salud. Efectivamente, el sobrepeso es un factor de riesgo para el desarrollo de la hipertensión arterial, la diabetes, algunos tipos de cánceres y problemas cardiovasculares, al tiempo que reduce en varios años la esperanza de vida.

Se trata de alcanzar el peso ideal. La pregunta es, ahora: ¿cuál es ese peso ideal? Existen fórmulas al respecto para calcularlo y aquí se las ofrecemos, en el Apéndice que se encuentra al final del libro. Pero, más allá de eso, nos parece sumamente importante rescatar y retomar esa visión que reza: "El peso ideal es aquel en el que usted estaría más sano". En esa perspectiva que acabamos de enunciar, más que números abstractos a alcanzar, se prioriza el criterio de personalizar el peso tomando la salud del individuo como base para hacerlo. Y ese es precisamente el punto que nos interesa: llegar al peso ideal de manera saludable, recorrer a un mismo tiempo el camino del adelgazamiento y del cuidado de la salud. Yendo a la expresión que caracteriza a este libro, *sentido común*, seguramente este y el espejo harán una buena dupla consejera a la hora de indicarle cuál es su peso ideal: ese que, cuando usted se mira, lo hace sentirse bien, en forma, conforme consigo mismo y con la imagen que proyecta al mundo.

Sea consciente de que gozar de buena salud y tener un peso ideal dependen, en buena medida, de usted.

Tal como reza el título de este apartado, disfrutar de una buena salud y de un peso adecuado depende, en buena medida, de usted, de su decisión de cuidarlos, de las acciones que realice día a día para sostener tan trascendental decisión. Y es importante entender a qué apuntamos con la aclaración de "en buena medida", muy especialmente en lo relativo al peso. No estamos negando de manera alguna que todo individuo tiene una predisposición natural, ya sea a aumentar de peso o a mantenerse en el mismo. Todos conocemos a esas personas (y a veces, muy secretamente, las envidiamos) que día a día ingieren bebidas gaseosas, golosinas varias y beben las infusiones azucaradas y, pese a ello, se mantienen delgadas, pues poseen una predisposición genética a estarlo. Por el contrario y en el otro extremo, están quienes no logran dejar de lado el sobrepeso pese a "matarse" haciendo dietas, contando calorías e inmolándose en el altar de los edulcorantes y los yogures descremados. Sin embargo, ambos casos se encuentran en los extremos. En el inmenso terreno intermedio nos hallamos la mayoría, o sea, aquellos que alimentándonos de manera consciente y racional de acuerdo al sentido común lograremos nuestro peso ideal y podremos hacerlo de forma tal de, además, apuntalar nuestro estado general de salud. Si su médico ya ha descartado que exista alguna causa patológica para su sobrepeso (consulta profesional que, además, le recomendamos realizar), entonces lograr que la balanza le regale la cifra deseada está casi completamente en sus manos. El peso es una variable que usted puede tener bajo su control y eso es una excelente noticia. ¿De qué manera ejercer ese control? Buena parte de este libro trata acerca de ello. Y ya comenzamos a desplegar el tema.

Haga de la alimentación un acto consciente

El hecho de alimentarse (y también de planificar las comidas) debe ser algo consciente, elegido, meditado y evaluado desde lo racional. Debe ser la conclusión de un ser humano que es capaz de poner en la balanza pros y contras de una decisión que toma de manera consciente y que, indefectiblemente, tendrá sus consecuencias que deberá aceptar con responsabilidad.

Pocas cosas conspiran tanto contra la buena alimentación y la buena salud como los impulsos: "No me pude contener y me comí la caja entera de bombones que me regalaron", "Pensaba cuidarme, pero en el asado con los muchachos terminé comiéndome tres chorizos y cinco chinchulines, además de la carne, claro", "Cuando estoy deprimida empiezo a comer caramelos y no sé cómo parar", "Siempre me digo que el lunes empiezo el régimen, pero cuando llega el miércoles ya tengo tanta hambre que arraso con todo lo que tengo en la heladera".

De ninguna manera. Aunque lleve tiempo, disciplina y esfuerzo (como todo aquello que vale la pena en la vida) deberá hacer de la alimentación un acto consciente.

Antes de sentarse a la mesa y en primera instancia, la conciencia deberá estar puesta al servicio de agenciarse de aquellos ingredientes que le hacen bien y de descartar esos otros que lo perjudican. Por supuesto, para ello –además del sentido común, que siempre es buen consejero– hace falta cierto conocimiento acerca de los valores de los alimentos. Esos conceptos y criterios tan básicos como imprescindibles los encontrará en este libro.

También deberá ser consciente durante el acto de cocinar, saber que hay ciertos métodos de cocción que resultan mucho más saludables que otros, que el exceso de sal nunca es bueno y, muy especialmente, tener siempre en cuenta que la variación de ingredientes es altamente positiva, entre otras cuestiones que, como no podía ser de otra manera, explicamos, desplegamos y detallamos en el presente volumen.

Durante el mismo acto de comer, por supuesto, también deberá ser plenamente consciente de lo que está haciendo, esto es, masticar comida para ingresarla en su organismo de forma tal de saciar su apetito al tiempo que le otorga al cuerpo los nutrientes necesarios para proseguir con todas las funciones que posibilitan su existencia. Este último punto que acabamos de mencionar puede parecer un tanto obvio y hasta mover a la pregunta: "¿Pero cómo no me voy a dar cuenta de qué estoy comiendo cuando estoy comiendo?" Sin embargo, lo lamentablemente cierto es que buena parte de las personas en muchas ocasiones hace del acto de comer algo automático, rápido y no consciente que se ejecuta mientras se mira un programa de televisión o se mantiene una charla telefónica. Y, por supuesto, tampoco faltan los casos de aquellos que se llevan a la computadora el plato de su cena o almuerzo de modo tal de poder seguir trabajando o navegando en Internet mientras comen. Por supuesto, todo ello escapa a las buenas normas del sentido común y parte de nuestro libro también apunta a desterrar estos y muchos otros hábitos nocivos en relación a la comida.

El "después" o los momentos donde la comida no es (o no debería ser) la protagonista excluyente tampoco escapan a esta necesidad de hacer consciente el acto de comer. Y eso es lo que le permitirá evitar tentaciones, atajar a tiempo los temibles y culposos "atracones" o, en caso de haber caído en ellos, levantarse de manera digna, entendiendo que un tropezón no es caída, y que todo aprendizaje y cambio de hábitos es un proceso no exento de errores ni de crisis. Tal como dicen los orientales, la palabra *crisis* también quiere decir "oportunidad" y es bueno que no deje de tenerlo en cuenta.

Recuérdelo y ejercítelo: diga "no" a la alimentación impulsiva y dé un "sí" a la alimentación consciente. En este libro, le enseñamos cómo hacerlo.

Derribando mitos:
"Dejar de fumar engorda"

Falso. Muchas veces, el proceso de abandonar tan pernicioso vicio sume a la persona en un estado de ansiedad muy acentuado y es usual que trate de mitigarlo comiendo en exceso, lo que suele conocerse como "ansiedad oral". Pero el aumento de peso proviene de los alimentos ingeridos, no del hecho de abandonar el cigarrillo. Si se deja de fumar y no se aumentan las calorías ingeridas o se las compensa con actividad física, no se engorda.

Aliméntese de manera tal de optimizar su calidad de vida

Prácticamente todo este volumen trata acerca del tema que titula este apartado y lo explica, lo desmenuza, lo ejemplifica, etc. Pero es bueno que, antes de entrar en los detalles, usted tenga algunas ideas globales al respecto. Ya posee algunas y son fundamentales: que la decisión de iniciar una dieta debe ser suya, que es necesario que sea consciente de la importancia de la salud y de que el peso ideal y la dieta están en clara correlación con ese buen estado de salud, y que la alimentación debe desautomatizarse y volverse un acto consciente y responsable. Ahora, avancemos sobre la idea de otorgarle (o reconocerle) a la comida funciones preventivas y curativas, de forma tal de que con cada plato usted optimice su calidad de vida.

La inconsciencia durante el acto de comer lleva a que "traguemos" comida solamente para calmar temporalmente nuestro apetito. Sin embargo, esta postura más tarde o más temprano no solo puede llevarnos al sobrepeso sino también a males diversos. Efectivamente.

Así como una buena alimentación, además de otorgarnos vitalidad, puede mantenernos en nuestro peso ideal, contrarrestar el envejecimiento, hacer que nuestro cabello esté fuerte y nuestra piel lozana, una mala alimentación no tardará en tener y en mostrar sus negativos efectos sobre nuestro organismo. Por supuesto, el sobrepeso es uno de ellos y tal vez el más evidente porque se ve en el espejo y en la balanza. Pero no es el único ni el más perjudicial. Una alimentación perniciosa o con algunos puntos recurrentes que lo son, podrá devenir, además de los ya mencionados kilos de más, en hipertensión (por exceso en el consumo de sal), constipación o estreñimiento intestinal (por deficiencia de fibras) o hasta en debilidad como consecuencia de la falta de proteínas y/o hierro o de algún otro tipo de nutriente. En relación a esto último es bueno saber y tener en cuenta que la ecuación "gordura= buena salud" hace tiempo que fue abolida por descubrirse totalmente falsa. Gordura no es lo mismo que salud y, de hecho, existen muchas personas con un considerable sobrepeso ganado a fuerza de ingerir comida chatarra y bebidas gaseosas que están muy lejos de gozar de una buena salud y un buen estado general.

Por ello es bueno conocer y concientizar el hecho de que la comida, además de servir para calmar nuestro apetito, puede cumplir funciones preventivas y curativas acerca de muchas dolencias. Todo alimento ingerido tendrá sí o sí un efecto x sobre el organismo, así que: ¿qué mejor decisión al respecto que elegir los mejores, comerlos en la medida adecuada y, con ello, apostar a una mejor calidad de vida?

Derribando mitos:
"Hay gente que toma agua y engorda"

Falso. El agua tiene 0 calorías y, por lo tanto, nulo poder engordante. Seguramente, se engorda en base a lo que se bebe o se come aparte de esa agua.

Varíe su alimentación todo lo que le sea posible

Haga un ejercicio mental. Cierre sus ojos e imagine su primera comida de dieta: se trata de un almuerzo compuesto por un churrasco a la plancha y una ensalada de tomate y lechuga; el postre, es una manzana. Continúe imaginando su cena de ese día: un tazón de sopa desgrasada de verduras (sí: unas descoloridas pencas de acelga flotando entre cubos de zanahoria) acompañado de una pechuga de pollo hervida y sin piel. De postre, una naranja. ¿En el medio? Desayunos y meriendas consistentes en infusiones con edulcorante y galletitas de agua sin sal. Seamos sinceros: nadie puede aguantar esa dieta más de dos días seguidos. Y está muy bien que no lo haga, porque es un verdadero martirio. Seguramente, el mismo sentido común en el que está basado la dieta que le presentamos y le explicamos en el presente volumen le confirma que el plan alimentario que le indicamos imaginar es absolutamente insostenible desde todo punto de vista: resulta muy pobre en nutrientes y, sobre todo, es terriblemente aburrido. Y tenga en cuenta que, si hay un elemento que conspira contra la dieta a mediano o largo plazo ese es, sin dudas, el aburrimiento.

Por ello, varíe su alimentación todo lo que le sea posible, cambie lo más a menudo que pueda los ingredientes de sus comidas y las combinaciones de los mismos. No repita dos días seguidos el mismo plato. Si ayer comió carne de vaca, hoy ingiera pollo o pescado. Si la última vez que almorzó un plato en base a ternera, la aderezó con romero, ahora hágalo con salvia. Si ya lleva dos jornadas realizando sus comidas principales en base a alimentos de procedencia animal, regálese un día de dieta vegetariana. Si en la última semana comió todos los vegetales cocidos, propóngase comer verduras crudas. Si hace más de una quincena que no prueba las legumbres, haga platos con lentejas o porotos. Si la última vez que comió ensalada la aderezó con aceto balsámico y aceite, la próxima hágalo con yogur natural descremado y hierbas aromáticas. Y, por supuesto, tenga la audacia de aventurarse probando comidas e ingredientes que nunca probó. De eso trata nuestro próximo punto.

Ábrase a nuevos sabores

Una de las propuestas de ***La Dieta del Sentido Común*** en pos de hacer que su alimentación sea lo mas variada posible es que usted investigue nuevos sabores, se abra a gustos novedosos y pruebe todo lo que el mercado tiene para ofrecerle (que es mucho) en pos no de que todo sea de su agrado –porque tenga por seguro que no lo será– sino para poder encontrar un abanico de nuevos ingredientes que harán que sus platos sean más variados, más atractivos y más nutritivos. No todos los fideos deben comerse indefectiblemente con salsa de tomate ni todos los sándwich deben ser de manera obligatoria de jamón y queso. En el próximo capítulo, entre otras cosas, encontrará guías de verduras, hierbas, especias, semillas y frutas exóticas, de forma tal que usted cuente con un conocimiento básico acerca de ellas y pueda comenzar a utilizarlas y probarlas. ¿Cómo se ve volviendo de la verdulería con sus primeros atados de brócoli? ¿Y aderezando un pollo con estragón? ¿Qué sensación le provoca la idea de salir de la tiranía perpetua del orégano y el ají molido, como si fueran las dos únicas opciones posibles de condimentos? ¿Está dispuesto a romper amarras y reemplazar la ensalada de lechuga y tomate, por, por ejemplo, una que contenga repollitos de Bruselas o endibias? El desafío que le propone este libro es que lo haga. Y que, con ello, cambie la perspectiva de su mesa, de su balanza... y de su vida.

Vacíe a su hogar de tentaciones culinarias

Un pote de dulce de leche en la heladera, unos alfajores rezagados que esperan agazapados en alguna alacena desde la última compra grande en el supermercado, ese frasco de frutas en almíbar que compramos en una casa de productos regionales en nuestras últimas vacaciones.... todos ellos pueden conspirar contra nuestra racionalidad culinaria el día que nuestro cuerpo "nos pida algo dulce". Por ello es importante que, a la hora de emprender ***La Dieta del Sentido Común***, vacíe sus armarios, la heladera, el freezer y las alacenas de todo producto que constituya una mala tentación en la que usted pueda caer, lo cual se traduce en términos de: caramelos, helados, budines, galletitas dulces con relleno, facturas, chocolates, masas, alfajores, etc. O sea y para ser totalmente claros: productos dulces con un alto contenido calórico. Si no lo hace, si no realiza ese "operativo limpieza", lo más probable es que, más tarde o más temprano, sucumba ante ellos. Pero, tal vez, usted esté preguntándose: "¿Y qué sucede con el resto de mi familia? ¿Mis hijos también están condenados a no poder guardarse un chocolate para la noche?". Explíqueles su situación, la decisión que ha tomado de encarar otra forma de alimentación (y de vida) en pos de sostener el peso ideal o simplemente aprender a tener una relación saludable con la comida y la importancia que en ello tiene no contar con esas tentaciones escondidas en algún lugar de la casa. Seguramente, ellos podrán consumirlas fuera del hogar. Y ya que hemos tocado el tema, profundicémoslo: cómo informar (e involucrar) a su familia o a quienes comparten su hogar de la decisión que ha tomado de seguir ***La Dieta del Sentido Común***.

Explíquele a quienes viven con usted su nuevo plan de vida

Es fundamental que le cuente a quienes comparten su hogar que ha tomado la decisión de cambiar su modo de alimentarse en pos de llegar a su peso ideal, mantenerlo y cuidar su salud. No ahorre detalles: explíqueles claramente la importancia que tiene para usted haber tomado esa determinación y poder mantenerla, lo trascendente que le resulta contar con el apoyo de ellos y lo contraproducente que pueden resultar ciertas actitudes –tal vez bienintencionadas– tales como las que se expresan en la frase: "Pero comete algunas facturas. ¿Qué te van a hacer?". Cuando se le explican estas cuestiones, las familias suelen entenderlas y apoyarlas. Y, tal vez, hasta consiga coequiper para hacer la dieta. Es importante transmitir la idea de promover la alimentación saludable en su familia y, sobre todo, en los más chicos. Si los nuevos hábitos se incorporan desde la infancia, se toma con mayor naturalidad.

No olvide que comer es un placer

Desgranaremos esta idea a lo largo de todo el libro, pero es importante que usted la considere desde ahora como una suerte de horizonte general. Comer es y debe ser placentero, y no hay motivo alguno para que usted equipare la idea de adelgazar a la de comer de manera pobre. Existen muchas estrategias para hacer del momento de comer una pausa placentera y gratificante: desde abrirse a nuevos sabores y presentarlos en platos atractivos, hasta comer con una vajilla agradable y decorar la mesa de acuerdo a nuestros gustos. A más placer, mayor posibilidad de éxito en la tarea de adelgazar. No lo olvide.

Coma sólo lo que le gusta comer

Por supuesto, este precepto forma parte del horizonte general que le expusimos en el punto anterior. Usted no debe perder de vista que comer es un placer y, para hacerlo, debe comer sólo aquello que le gusta. Y la buena noticia es que ***La Dieta del Sentido Común*** se lo permite. Contrariamente a otros programas alimentarios que lo obligan a sacrificarse ingiriendo algunas comidas o ingredientes que usted detesta, el plan de alimentación que presentamos es absolutamente autogestivo: en el capítulo siguiente usted encontrará la lista de todos los alimentos que le conviene incluir y la "contralista" de todos los que debe evitar y, en base a eso, usted y solo usted armará su propio programa de alimentación, en el cual –cuestión de sentido común– no incluirá algo que sea de su desagrado. ¿No le gustan los huevos? No los coma. ¿Es vegetariano? Arme su dieta sin carne. Es perfectamente posible hacerlo.

No pase hambre

Tal como lo podrá imaginar –y como lo sugiere el sentido común– vivir sufriendo porque se siente hambre no es un plan que se pueda sostener a largo plazo. Las dietas que consisten en ingestas mínimas o casi inexistentes solo logran una cosa: que la persona que la siga solo pueda pensar en que está a dieta, en que tiene hambre y en que, en cuanto llegue al peso adecuado, mandará la dieta al diablo y se sentará a comer "como Dios manda". En realidad, en la mayor parte de los casos, quienes atraviesan estas dietas no esperan (no soportan esperar en tales condiciones) a llegar al peso adecuado: simplemente, en un momento determinado se hartan, se abalanzan sobre la comida y "chau dieta". Por supuesto, esa no es ni remotamente la propuesta de ***La Dieta del Sentido Común*** que propugna exactamente lo contrario: bajar poco a poco y sin sentir hambre repartiendo las ingestas diarias en seis comidas, de forma tal que sea imposible que usted se sienta realmente hambriento. ¿Se puede adelgazar sin experimentar hambre? Sí, se puede. En realidad, es la única forma de hacerlo de manera saludable, sostenida y con vistas a futuro.

Comprenda que la diferencia la hace el hábito, no la excepción

La idea de ***La Dieta del Sentido Común*** es que sea sustentable de por vida. Esto es: si está conformada por ingredientes que ayudan a bajar de peso y a mantenerlo al tiempo que cuidan la salud, evita los que hacen engordar y está armada en base a sus propios gustos personales. ¿Qué razón habría para "salirse" de ella, para abandonarla? En teoría, ninguna. Desde el sentido común resulta el plan de alimentación perfecto, casi un regalo del cielo. Pero... (siempre hay un pero) lo cierto es que la perspectiva de una vida futura donde no hay lugar para compartir con amigos una mesa de quesos y fiambres o donde no es posible en un día de frío comer una gran tableta de chocolate de excelente calidad puede parecer muy poco atrayente. ¿Y entonces? Pues lo dicho en el título del apartado: entender que la diferencia la hace el hábito, no la excepción. Y es sumamente importante que usted lo tenga en cuenta. Una vez que haya llegado o esté muy cerca de su peso ideal y si sigue ***La Dieta del Sentido Común*** a modo de hábito, regularmente y con disciplina, podrá permitirse esas y otras licencias, siempre que constituyan la excepción y no el hábito. Este último deberá siempre ajustarse a los lineamientos del programa que usted mismo diseñó para bajar de peso saludablemente y mantenerse en él.

Derribando mitos:
"Las vitaminas y los minerales engordan"

Falso. Tanto las vitaminas como los minerales son micronutrientes que no contienen calorías. Lo que sí puede suceder es que ante el consumo de algunos de ellos –sobre todo en grandes cantidades como las que supone un complejo vitamínico con minerales– se incremente el apetito y la persona coma más, con la consecuente suba posterior en la balanza.

Complemente la *Dieta del Sentido Común* con actividad física

Se entiende por *actividad física* cualquier movimiento corporal efectuado por los músculos que provoca un gasto de energía y que, por lo tanto y entre otros efectos, ayuda al descenso de peso. Hechos "simples" como caminar, realizar las tareas domésticas o subir una escalera u otros más complejos y glamourosos como esquiar en la nieve, jugar tenis o practicar natación, todos ellos constituyen modalidades diversas de actividad física. Lo contrario a ello es el sedentarismo, la vida sedentaria, la inmovilidad, la ausencia de actividad física.

Los expertos aseguran que un mínimo regular de actividad física es el mejor complemento, el compañero inmejorable de todo programa alimentario para bajar de peso. Y su sentido común seguro que está de acuerdo con ello. Pero no se trata sola y únicamente de que ayude a adelgazar, sino que los beneficios de ejercitar regularmente el cuerpo son mucho más amplios y entre ellos podemos mencionar que mejora las funciones orgánicas en general, ayuda a la digestión, es importante para evitar la constipación, colabora a un buen funcionamiento circulatorio y cardíaco, baja los niveles de colesterol "malo" en sangre e incrementa los de su contraparte "bueno", ayuda a la disminución de los triglicéridos (otra de las grasas "malas" de la sangre), mejora la presión arterial, fortalece los pulmones, los huesos, las articulaciones y los músculos, y aumenta el aporte de oxígeno a estos últimos. Por lo tanto, los riesgos de contraer enfermedades cardiovasculares y/o metabólicas. Todo ello, desde lo físico. En el plano psicológico, está comprobado que disminuye el estrés, refuerza la autoestima y colabora a los cambios de hábitos. Dicho todo esto ¿significa que usted debe correr a enrolarse en un equipo deportivo, a asociarse en un gimnasio o a contratar los servicios de un *personal trainer*? Si es su deseo hacerlo, bienvenido. Pero no es imprescindible ni necesario. Es más: muchas veces la imposibilidad de efectuar lo que acabamos de mencionar sirve como excusa para seguir manteniendo una vida sedentaria. Existen muchas otras alternativas más simples, menos onerosas y que le permitirán poner su cuerpo en movimiento, gastar calorías y ayudar a su dieta, a saber:

- Bájese del colectivo una parada antes o estacione el auto a varias cuadras del lugar donde quiera ir de forma tal de sumar una caminata.

- Bájese del ascensor uno o dos pisos antes o después de aquel a donde desee ir de manera tal de subir y bajar escaleras. A medida que vaya adquiriendo entrenamiento, puede ir espaciando más y más los pisos elegidos.

- Propóngase (y cumpla) no usar transporte por debajo de un mínimo de cuadras, por ejemplo, 10.

- Tenga en cuenta que las tres propuestas mencionadas hasta ahora resultan mucho más fácil de llevar a cabo con zapatillas o zapatos cómodos, así que úselos cada vez que pueda.

- Ponga en su casa su música preferida y baile un rato.

- Aproveche toda ocasión posible para cansarse: eso indicará que está gastando energía. Lustre sus zapatos con más fuerza que la habitual, friegue una ropa con ganas, reemplace en algunas ocasiones la aspiradora por el escobillón, etc.

Eso sí: también sea cuidadoso a la hora de poner su cuerpo en movimiento y atienda a las siguientes señales:

- Cansancio excesivo que no desaparece luego de haber dormido.

- Dolores musculares o articulares constantes que no se disipan ni se atenúan con el descanso.

- Por supuesto, presencia o aumento de lesiones tales como esguinces, desgarros y/o tendinitis.

- Aumento de la frecuencia cardíaca fuera del momento en que está realizando ejercicios.

- Imposibilidad o dificultad extrema de relajarse, tanto desde el punto de vista físico como psíquico.

- Problemas para conciliar el sueño o sueño entrecortado repetidas veces.

Cuando ellas aparezcan, suspenda momentáneamente la ejercitación y, si los síntomas no desaparecen, consulte al médico.

CAPÍTULO II

El momento de planear y de hacer la comida

Los momentos de planear y preparar la comida son, tal vez, los de mayor importancia en el programa de ***La Dieta del sentido común***, pues es justamente en ellos cuando se pone en juego buena parte de nuestro poder de elección: qué alimentos comprar, en qué parte de la góndola pasar de largo, de qué manera cocinar los ingredientes que hemos adquirido, cómo almacenar los que no utilizaremos en los momentos inmediatamente posteriores a la compra, etc. En este por demás extenso capítulo –que es algo así como el "corazón" de ***La Dieta del Sentido Común***– usted encontrará una guía absolutamente detallada al respecto. No deje de consultarla cada vez que lo crea necesario.

No improvise la alimentación

Quizás usted ya imaginó este primer precepto porque, efectivamente, venimos de una u otra manera insistiendo con él en las páginas precedentes de este libro. Sin embargo, ahora es el punto de pasarlo de la teoría a la práctica. Todo el presente capítulo trata acerca de ello.

Aprenda a alimentarse adecuadamente conociendo los principios básicos nutricionales

Nuestro cuerpo es una "máquina" que necesita de cierto combustible para funcionar bien. Ese combustible se denomina *nutrientes* o *sustancias nutritivas* y está contenido en los alimentos que ingerimos. Cada uno de ellos cumple diferentes funciones y aporta distintos beneficios, y un cuerpo sano y pleno es aquel que cuenta de manera suficiente y equilibrada con todos ellos.

Seguir ***La Dieta del Sentido Común*** supone tener una idea general de cuáles son esos nutrientes, dónde encontrarlos y qué efectos tienen sobre el organismo, de manera tal que usted pueda autogestionar su programa alimentario obteniendo todas las sustancias nutritivas necesarias. De lo contrario, corre el riesgo de adelgazar a costa del debilitamiento del organismo. Y ese no es un buen cambio. ¿Preparado para su clase de principios básicos de nutrición? Ya comenzamos.

En principio, los nutrientes se dividen en dos grandes grupos: energéticos y no energéticos. Los primeros, tal como su nombre lo indica, aportan energía al organismo y los hay de tres clases: proteínas, carbohidratos y grasas. Los segundos no le suministran energía al cuerpo, pero resultan imprescindibles para cumplir ciertas funciones corporales. Son las vitaminas (macronutrientes) y los minerales (micronutrientes).

Hecha esta primera gran división, vayamos a cada uno de ellos.

Proteínas

Las proteínas aportan 4 kilocalorías por cada gramo. Constituyen la materia prima a partir de la que se forman todos los tejidos del cuerpo. Si el organismo es un edificio, podríamos decir que las proteínas son los ladrillos y los aminoácidos, el material de que están hechos esos ladrillos. Posibilitan el crecimiento y permiten el mantenimiento de los órganos vitales (hígado, pulmones, etc.) y de los tejidos (piel, sangre, etc.)

De acuerdo a su calidad nutricional se considera que hay dos tipos de proteínas. Por un lado, están las completas o de alto valor biológico, que contienen todos los aminoácidos esenciales que necesita el organismo y que se encuentran en los productos de origen animal: carnes, huevos y lácteos. Por otro, están las incompletas o de segunda calidad, que le suministran aminoácidos al cuerpo, pero no todos los necesarios. Se trata de las proteínas vegetales y algunos alimentos muy ricos en ellas son la soja y sus derivados, las legumbres y algunas hortalizas frescas.

Carbohidratos

Aportan 4 kilocalorías por gramo. También conocidos como *hidratos de carbono* o *glúcidos* son, junto a las grasas, el principal combustible del cuerpo. Al igual que las proteínas, se dividen en dos grupos: simples y complejos, pudiéndose asimilar ambos grupos a azúcares y harinas, respectivamente. Los primeros son una fuente de energía rápida: el cuerpo los asimila velozmente, pero los gasta a igual velocidad. Por el contrario, los carbohidratos complejos suponen una fuente de energía a largo plazo. Toda persona que desee adelgazar y mantener su peso, hará muy bien en descartar de su alimentación los carbohidratos simples (los "dulces") y en incorporar en su justa medida y sin exceso carbohidratos complejos. Estos los podrá encontrar principalmente en las harinas (de trigo, de maíz, de arroz, etc.) y en todos los productos de ellas derivadas, tales como pastas y pan. Las legumbres (porotos, lentejas, etc.) también constituyen una buena fuente.

Grasas

Aportan 9 kilocalorías por cada gramo. También conocidas como *lípidos*, son la fuente más concentrada de energía alimentaria y es justamente eso lo que las convierte en altamente calóricas, o sea, engordantes. Sin embargo, resultan imprescindibles para el organismo pues, además de suministrarle energía, recubren y protegen los órganos vitales, regulan la temperatura corporal y facilitan la absorción de algunas vitaminas.

Por esa razón resulta primordial entender cuáles de ellas son "buenas" y, por lo tanto, convenientes de incorporar a una alimentación adelgazante, y cuáles de ellas son "malas" y deben ser evitadas en toda dieta saludable. Actualmente se dividen en tres grupos: insaturadas, saturadas y trans.

Las grasas "buenas" o insaturadas (poliinsaturadas y monoinsaturadas) son generalmente de origen vegetal y están en los aceites crudos (de oliva, de maíz, de girasol, etc.), en la palta, en las semillas (de lino, de sésamo, de girasol, etc.) y en las frutas secas (nueces, almendras, etc.) aunque estos últimos productos no están recomendados para una dieta adelgazante, pues tienen muchas calorías, pero sí en una dieta cuyo fin es sólo reducir el colesterol malo o triglicéridos, sin buscar bajar de peso. La excepción al respecto del origen vegetal son los pescados: todos ellos son ricos en grasas buenas y están altamente recomendados en toda alimentación, pues además aportan proteínas de primera calidad.

Las grasas "malas" o saturadas son de origen animal y están en las carnes (vaca, pollo, cerdo, etc.), los embutidos, fiambres y chacinados, los huevos (especialmente la yema) y los lácteos, sobre todo en la crema de leche y en los quesos más duros.

Un tercer tipo de grasa, también "mala", es la trans que, si bien es de origen vegetal, es sometida a cierto proceso que la hace pasar de positiva a negativa para el cuerpo. El ejemplo más claro es el aceite hidrogenado, como la margarina.

Vitaminas

Es importante la adecuada ingesta de vitaminas, porque las esenciales no son sintetizadas por nuestro organismo. Son compuestos orgánicos que el cuerpo necesita para vivir de manera plena y saludable, no poseen calorías y se las nombra con letras. Las vitaminas se dividen en dos: lipsolubles e hidrosolubles. Las liposolubles son las vitaminas A, D, E y K. Son aquellas que se almacenan en los tejidos del organismo, de modo que, cuando las consumimos, permanecen en nuestro cuerpo. Su carencia no es tan probable, pero puede producirse un exceso de vitaminas, con sus respectivas complicaciones.

Las hidrosolubles, por su parte, son las vitaminas del complejo B y C. Son aquellas que se disuelven en el agua, por lo que su exceso se elimina a través de la orina. Se pierden con el almacenamiento y probablemente durante la cocción del alimento, sobre todo cuando se lleva a cabo con agua y ésta no se consume. Un caldo con puchero, por ejemplo, conserva las vitaminas porque se encuentran en el agua. No así cuando se hierven las verduras y se desecha el agua del hervor.

Vitamina A

Influye muy especialmente en la buena salud de la piel y de los ojos. Se la encuentra en productos animales, como la leche y sus derivados, los huevos y la carne. Ciertos vegetales, como la zanahoria o el zapallo, poseen *provitamina A*, sustancia que el cuerpo transforma en vitamina A.

Vitamina B

En realidad, se trata de un complejo de vitaminas (B1, B2, B3, B4, B5, B6, B8, B9 y B12) que incide sobremanera en el buen funcionamiento nervioso y muscular. Se halla principalmente en la levadura de cerveza y en los productos derivados del trigo (harina, germen, salvado, etc.). Mención aparte merece la vitamina B9, más conocida como *ácido fólico*, que resulta en extremo necesaria durante el embarazo en pos de evitarle al bebé en gestación ciertas malformaciones en el cerebro o la columna vertebral. Es importante destacar que las vitaminas B se pierden en el agua de cocción.

Vitamina C

Tiene una poderosa acción antioxidante y ayuda a mantener altas las defensas del organismo. Es útil para la regeneración de piel, tendondes, ligamentos y vasos sanguíneos. Repara y mantiene cartílagos, huesos y dientes. Es útil en la formación de tejidos cicatrical. Las frutas cítricas, los pimientos y el kiwi son fuentes especialmente ricas de este nutriente.

Vitamina D

Es imprescindible para mantener saludable los huesos y los dientes. Ayuda a absorber el calcio y se encuentra en productos lácteos. Lo mejor es obtenerla de los rayos solares, ya que el cuerpo humano posee ciertas sustancias grasas que, al ser expuestas a la luz solar, producen vitamina D. Con una exposición diaria de manos y cara durante 15 minutos, es suficiente.

Vitamina E

Fabuloso antioxidante capaz de retardar el proceso de envejecimiento y colaborar en un adecuado funcionamiento cardiovascular. Una fuente muy rica, económica y al alcance de todos es el aceite de girasol.

Vitamina K

Fundamental para la coagulación sanguínea, por lo que evita hemorragias. La poseen en cantidad considerable los vegetales de hoja verde, las coles y la carne.

Minerales

Intervienen en la formación de huesos, la producción de hormonas y la regulación de los latidos del corazón. Segundo grupo de compuestos orgánicos que necesita el organismo para funcionar adecuadamente y en plenitud. Algunos de los más importantes son los siguientes:

Calcio

Es el mineral más abundante del cuerpo, debido a que es la "materia prima" con que se forman los huesos y los dientes. Sus fuentes más ricas son la leche y sus derivados, las sardinas (de ser posible, ingeridas con sus huesos convenientemente masticados), la yema de huevo y las semillas de sésamo.

Fósforo

Es uno de los minerales que más funciones cumple en el organismo. Se lo encuentra en el queso, las carnes en general, las sardinas, la yema de huevo y las frutas secas (avellanas, almendras, etc.).

Hierro

Ayuda a transportar el oxígeno a todo lugar del cuerpo que lo necesite y es un poderoso productor de energía, al punto tal que uno de los síntomas más usuales de su carencia es la debilidad. Algunas de sus fuentes más ricas son las carnes rojas, el hígado y el pollo. Es importante no consumir junto con alimentos fuente de calcio, ya que se absorbe un 50% menos. Por su parte, la vitamina C favorece la absorción.

Magnesio

Es vital para las transmisiones nerviosas y el buen desempeño muscular. Lo hallamos en la leche y sus derivados, en los cereales y en las papas.

Potasio

Fundamental para el balance de líquidos corporales y el buen funcionamiento muscular, incluido el del músculo cardíaco. Controla la actividad eléctrica del corazón. Está presente, entre otros alimentos, en la banana, la palta, las papas, las lentejas, el kiwi, la leche y el yogur.

Sodio

También fundamental en el balance de líquidos corporales, su exceso deviene en retención de líquidos. Controla la presión arterial y el volumen sanguíneo. Todos los alimentos salados son ricos en este mineral.

Base su alimentación en verduras y frutas frescas, cereales, legumbres, carne magra, pescados y lácteos descremados.

Ellos, con sus múltiples combinaciones y sus variadas formas de preparación, deberán ser los pilares de su alimentación diaria. Por supuesto, siempre habrá lugar para hacer alguna excepción, tal como lo mencionamos y explicamos en el capítulo anterior. Pero la dieta del día a día debe estar basada en estos alimentos –y evitando los que mencionamos en el próximo punto– que le proporcionarán los nutrientes necesarios al tiempo que no le sumarán "calorías vacías" (aquellas que engordan casi sin proporcionar nutrientes) ni grasas "malas" tan perjudiciales para su silueta como para su salud.

Evite los alimentos que detallamos a continuación

Si usted desea bajar de peso hasta llegar al ideal y mantenerse en él, será necesario que, además de basar su dieta diaria en los alimentos que le indicamos en el punto precedente, deje de lado algunos otros y sólo los consuma en ocasiones verdaderamente especiales, como puede ser una fiesta de importancia. Pero, insistimos, es fundamental que retire de su mesa diaria, que se desacostumbre a comer todos los alimentos que listamos a continuación, los cuales, tal como el mismo sentido común lo indica, son poco convenientes para adelgazar:

Azúcares y dulces

Es una cuestión altamente conocida que el azúcar engorda y, además, lo hace en base a las denominadas "calorías vacías" que no aportan casi nutriente alguno. Por ello, un poco más adelante hablamos de reemplazar azúcar por edulcorante cuando usted cocine. Cuando no lo haga, evite todos los alimentos que la contienen: golosinas, repostería, productos dulces de panadería, mermeladas, helados (tanto de agua como de crema), gaseosas, chocolate, mermeladas y jaleas (prefiera siempre la versión *diet* o *light*) y jugos de fruta industrializados. Cuídese también del "azúcar oculto" que suele estar en los cereales para el desayuno, algunos preparados en conserva, los yogures con fruta, los licores, los vinos dulces y también en ciertos medicamentos como los jarabes para la tos y las pastillas para el dolor de garganta.

Aderezos industrializados envasados

Hablamos de mayonesa, ketchup, mostaza, salsa tártara, etc. Todos ellos son muy ricos en sodio, poseen grasas saturadas a granel y tienen conservantes nocivos. Por supuesto, existen en sus versiones *light* o *diet* que resultan un poco menos nocivas, pero tampoco son realmente recomendables. A la hora de aderezar y aliñar comidas en este mismo libro encontrará opciones tan sabrosas como saludables.

Lácteos enteros y de alto tenor graso

La crema de leche y los quesos duros (ementhal, reggianito, sardo, roquefort, etc.) son altamente calóricos. La leche y los yogures enteros no lo son tanto, pero si se desea bajar de peso siempre es mejor optar por los lácteos descremados.

Achuras

Las achuras y/o menudencias son verdaderos concentrados de grasas "malas", muy especialmente la tripa gorda, la molleja y los chinchulines. Siempre es mejor prescindir de ellas en toda dieta que pretenda cuidar tanto la silueta como la salud.

Fiambres y embutidos

Todos suelen ser ricos en grasas, se vea esta (como en el caso del jamón crudo, el chorizo o la morcilla) o no se vea (como en el caso del leberwurst o las salchichas). Además, en estos últimos casos y en muchos otros, tampoco se sabe a ciencia cierta qué contienen, con lo cual podemos estar atentando no solo contra nuestra silueta, sino también contra nuestra salud.

Bebidas alcohólicas

No está terminantemente prohibido regalarse de cuando en cuando un vaso de vino, una copa de champagne o un porrón de cerveza. Pero el hábito de cenar siempre con vino, regar las noches de verano compartidas entre amigos con litros de cerveza o cultivar la costumbre de tomarse un whisky todos los atardeceres conspiran seriamente contra el descenso de peso. Por más que parezca que son solo líquido, las bebidas alcohólicas son ricas en calorías. Y lo mejor es evitarlas cuando se quiere adelgazar.

Realice las compras de manera planificada y organizada

No improvisar la alimentación implica, en primer lugar, no hacer otro tanto con las compras. Si usted se toma el trabajo de planificar la adquisición de sus alimentos obtendrá muchas ventajas. Vayamos a explicarlas:

- En principio, para planificar la adquisición de alimentos, deberá antes proyectar las comidas a realizar –por ejemplo, el menú semanal– y efectuar la compra correspondiente. De esa forma, podrá lograr la variedad y el equilibrio de nutrientes que resultan tan importantes en una dieta saludable. Muchas veces, por no organizar el menú semanal terminamos, por ejemplo, comiendo fideos varios días seguidos. Y el sentido común nos dice que eso no es bueno ni para nuestra salud ni para nuestra figura.

- Pero esa no será la única ventaja, por supuesto. Si hablamos de realizar una compra semanal, también estamos hablando de ahorrar tiempo, de evitar pasar por la situación de estar diariamente en la oficina pensando si al término del horario laboral pasaremos por la verdulería a comprar vegetales para una ensalada o por la pescadería a adquirir filet de merluza o, muy cansados para ambas alternativas, simplemente llegada la hora de la cena tomaremos uno de los imanes que está en la puerta de nuestra heladera y pediremos un *delivery* de empanadas o pizza.

- Esa organización, además, minimiza la posibilidad de que existan "baches" sin comida, con lo que permite también evitar que esos agujeros sean llenados con platos peligrosos, no convenientes a una alimentación saludable. Una de las maneras posibles de llenar esos baches, acabamos de nombrarla: es el delivery, que generalmente se organiza en torno a preparaciones ricas en harinas y grasas, y sobre las que no tuvimos control alguno sobre su elaboración. Otra manera no menos perjudicial consiste en echar mano a algunos suplentes poco nutritivos y perjudiciales como por ejemplo, reemplazar una cena "hecha y derecha" por unos mates con bizcochitos de grasa o un café con leche con galletitas dulces.

- ¿Cómo organizar la compra? Por supuesto, no hay una manera única de hacerlo y esa organización deberá estar de acuerdo con sus disponibilidades horarias, de transporte, etc. Pero una buena forma es reservar media jornada de un día (a muchas personas, les queda muy bien el sábado a la mañana, por ejemplo) para realizar la compra de las comidas que se efectuarán a lo largo de toda la semana entrante. Así que, primer punto: reservar día y hora. Segundo punto: hacer una lista de lo que va a comprar. Y oblíguese a respetarla a rajatabla. De esa manera, obtendrá todo lo que necesita al tiempo que estará a resguardo de posibles tentaciones, tales como llevar una caja de alfajores de chocolate o una bolsa de papas fritas. La pregunta que tal vez usted pueda estar haciéndose es: "¿Y si voy con la lista e igual no puedo vencer la tentación de llevarme algo extra?". No desespere: existen varias alternativas al respecto. Una de ellas es no efectuar la compra solo sino con alguna persona de confianza que esté en conocimiento de su situación y haga las veces de "mentor" (una amiga, un familiar, etc.) impidiéndole comprar cualquier producto "peligroso" que se encuentre fuera de la lista. Otra, más terminante y radical, es entregarle la lista en cuestión a la persona y que sea ella quien realice la compra. Una tercera consiste en hacer el pedido telefónicamente y encargar el envío a domicilio de los productos.

Use su sentido común ante las ofertas

Usted también puede estar preguntándose (y con mucha razón): "¿Debo cumplir tan estrictamente la lista de compras que confecciono? ¿Y si hay alguna oferta increíble y me veo obligado a perdérmela?". La respuesta está en el título del presente apartado: a usar el sentido común. Si el producto que está en oferta forma parte de aquellos que forman parte de una alimentación saludable (aceite, salvado de trigo, pechugas de pollo, frutas de estación) y usted cuenta con los medios para almacenarlo adecuadamente, ya sea porque se trata de un producto no perecedero o porque usted posee la refrigeración adecuada, no hay nada de malo en que se "salga de la lista" y lo adquiera. Pero... ¡a no hacer trampas! No vale utilizar el recurso de la oferta para salir del supermercado con un pack de 6 gaseosas o una torta rebosante de crema y chocolate. Lo dicho: sentido común.

Aprenda a leer (y lea) las etiquetas de los productos

Ya sabemos que no es fácil. Las etiquetas o tablas de información nutricional que contienen los productos alimenticios vienen en ocasiones escritas con letras tan pero tan pequeñas que su lectura constituye un verdadero desafío tanto para los ojos como para la paciencia. Sin embargo, es necesario que lo haga, que se tome el trabajo de hacerlo. Piense que, a modo de ventaja, una vez que lo haya hecho ya tendrá de aquí en adelante toda la información que necesita relativa a ese producto. ¿Por qué es tan importante que usted aprenda a leer esta información? Básicamente, porque si estamos hablando de una dieta que se sostiene en el sentido común y apela a la responsabilidad del individuo a la hora de planear sus comidas y comer, jamás podríamos dejar de lado el hecho de saber qué es lo que hay dentro de un pote de yogur, de un paquete de leche en polvo o de una lata de garbanzos. Efectivamente, esas etiquetas casi nunca leídas con conciencia están para brindarnos la información necesaria en pos de seleccionar los mejores ingredientes que formarán parte de nuestra dieta y repercutirán en nuestro organismo. Para que usted no se pierda en un mar de mg, valores energéticos y otras denominaciones que pueden resultarle extrañas o desconocidas, a continuación le ofrecemos una guía para leer etiquetas de información nutricional, pero ya le adelantamos algo: si desea bajar de peso, los datos claves son el valor energético, el aporte de grasas y el aporte de carbohidratos.

- Además de visualizar la marca y la denominación del producto lo primero a tener en cuenta al comprar un alimento es:
  - –La fecha de vencimiento o caducidad, para no adquirirlo ya vencido y, luego, saber hasta cuándo lo podremos consumir.
  - –Sus ingredientes, sobre todo, en caso de que nos sepamos alérgicos a algunos o, muy especialmente, si somos celíacos y no podemos consumir ni trigo, ni avena, ni

cebada ni centeno, –y su forma de conservación, por ejemplo, la leyenda "mantener refrigerado", en pos de respetarla–.

- Tal como lo adelantamos, uno de los tres datos cruciales a tener en cuenta si estamos en plan de bajar de peso es su valor energético. Para explicarlo muy coloquialmente lo podríamos asimilar a la idea de "poder engordante" y se mide en kcal, o sea, kilocalorías. Exacto: estamos hablando de las tan temidas calorías o aporte calórico o valor calórico. ¿Y qué hacer con ellas, cómo leerlas, cómo actuar en consecuencia? En general se considera que un alimento o ingrediente que tenga más de 200 kcal por cada 100 gramos es concentrado en energía y favorecerá una dieta de alta densidad energética (y, por lo tanto, más engordante) mientras que un alimento cuyas calorías no superan las 100 Kcal por cada 100 gramos nos ayudará a disminuir la densidad calórica de la dieta y nos favorecerá el descenso de peso. En un plan de alimentación hipocalórico (para bajar de peso), se busca una densidad calórica no mayor a 1, siendo el valor ideal 0,8.

- El aporte de grasas es otro punto fundamental a tener en cuenta tanto para bajar de peso como para cuidar nuestra salud en general y, muy especialmente, la cardiovascular. Siempre es recomendable que el producto no supere el 30% de grasas totales y lo ideal es escoger alimentos con menos de 10 gramos de grasas por cada 100 gramos de alimento. Pero, tal como lo explicamos un poco más arriba, no todas las grasas de las que componen esa etiqueta de "grasas totales" son iguales. Si el alimento en cuestión tiene un predominio de las llamadas "grasas saturadas" eso nos habla de un producto desaconsejable si queremos cuidar nuestra salud y nuestra silueta. Por el contrario, un alimento cuyas grasas son en su mayoría monoinsaturadas y poliinsaturadas será beneficioso para el organismo en su conjunto. Por último, existen las grasas trans (generalmente vehiculizadas en el aceite hidrogenado o parcialmente hidrogenado) que también son nocivas para el cuerpo.

Si quiere bajar de peso, opte por alimentos cuyas grasas totales no superen el 10%. Si además, desea cuidar su salud, prefiera los que tengan grasas "buenas" (poliinsaturadas y monoinsaturadas) en detrimento de los que contienen grasas "malas" (saturadas y trans).

- El aporte de carbohidratos o hidratos de carbono es el tercer gran aspecto a tener en cuenta cuando se quiere bajar de peso. Tal como lo explicamos un poco más arriba, existen dos grupos de hidratos de carbono: los simples y los complejos. Muy coloquialmente, podemos asimilar los primeros a los azúcares y los segundos a las harinas. En las etiquetas de información nutricional, los carbohidratos se miden generalmente por cada 100 gramos y, si se quiere adelgazar, lo recomendable es que los alimentos no superen el 10% de azúcares o carbohidratos simples. Si la información en cuestión no especifica cuáles son carbohidratos complejos y cuáles son azúcares o simples, entonces deberemos remitirnos a sus ingredientes y ver si presenta azúcar, fructosa, sacarosa o miel entre sus ingredientes.

- Otros datos no tan trascendentales en una dieta adelgazante, pero que también pueden y deben ser tenidos en cuenta siempre son: el aporte de fibra (que repercute, básicamente, en el tiempo que se tarda en digerir ese alimento y, por lo tanto, lo que dura la sensación de saciedad que provoca– además de hacerlo sobre el tránsito intestinal) y el aporte de sodio (a mayor cantidad, más dificultades para bajar de peso, pues provoca retención de líquidos).

Visite los comercios especializados en productos dietéticos

Los hay de muchos tamaños y con más o menos variedad de mercadería. Pero su asidua visita siempre ayuda a enriquecer una dieta que tiene como objetivo bajar de peso, debido a que casi constantemente la investigación y producción hace que cada vez haya más, mejores y más variados productos dietéticos. Efectivamente, hace ya unas cuantas décadas, quien no podía o no deseaba consumir azúcar se veía obligado a privarse de golosinas y postres, y a tomar sus infusiones amargas. Hoy, en cambio, el mercado ofrece multiplicidad de edulcorantes (de ellos hablaremos en detalle un poco más adelante) lo que permite que existan golosinas, postres y pastelería sin un gramo de azúcar. Y esos mismos edulcorantes también se venden solos, a modo de ingrediente, para incorporarlos a las infusiones y a otro tipo de preparaciones. Pero edulcorantes y productos que los tienen incorporados no son lo único que podrá encontrar en este tipo de comercios. Realmente, constituyen una suerte de "mundo aparte" donde realizar una investigación puede resultar fascinante y muy especialmente para quien está en busca de nuevos sabores con los que enriquecer su alimentación en pos de bajar de peso. Allí usted podrá encontrar: semillas, legumbres secas, verduras orgánicas, productos derivados de la soja (porotos, tofu, etc.) hierbas aromáticas secas, especias, aceites, y muchos otros productos que, seguramente, será un placer incorporar a su mesa.

Derribando mitos: "No se deben mezclar hidratos de carbono con proteínas porque engorda"

Falso. Este es un mito instaurado básicamente a partir de la denominada *Dieta disociada* que, justamente, se sostenía en la idea de no mezclar en una misma ingesta un alimento altamente proteico y otro rico en carbohidratos en pos de adelgazar. Sin embargo, lo que hace más o menos "engordante" a un alimento no es el hecho de con cuál se lo mezcle sino el contenido de calorías que posee por sí mismo.

El freezer, ese aliado

El freezer es un gran aliado de la cocina moderna y saludable (y, en este caso, también dietética) debido a que el intenso frío que produce genera el bloqueo de toda actividad microbiana y enzimática de los alimentos, permitiendo con ello un almacenamiento seguro durante largos períodos. De esa manera es posible realizar compras en grandes cantidades, aprovechando lo que abunda en el mercado a menor precio, así como también guardar comidas ya preparadas de acuerdo a las pautas de ***La Dieta del Sentido Común*** y tenerlas disponibles para cuando sean necesario. Sin embargo, lo cierto es que muchas personas compran una heladera con freezer y no lo utilizan porque no saben cómo hacerlo de manera correcta. Para que ese no sea su caso, le ofrecemos los lineamientos generales al respecto, de forma tal que saque todo el provecho posible de tan importante electrodoméstico:

- Tenga siempre en cuenta y sin excepción que una preparación o alimento una vez descongelado, no puede volver a congelarse. Si no lo consume, descártelo. La única excepción al respecto es el cambio de estado. Por ejemplo, una carne que se freezó estando cruda, sí puede volver a congelarse una vez cocida.

- Puede freezar alimentos tanto crudos como cocidos, siendo lo más conveniente que estos últimos se hallen a media cocción, para no correr el riesgo de que luego se sobrecocinen.

- Congele la comida inmediatamente después de que se haya enfriado, sin esperar, de acuerdo al siguiente recorrido: espere a que tome temperatura ambiente fuera de la heladera, cuando lo haga ingrésela en ésta y, una vez fría, pásela al freezer. Tenga en cuenta que temperaturas ambiente muy elevadas incrementan la posibilidad de reproducción de bacterias.

- Opte siempre por los envoltorios que permitan la congelación más rápida. Lo ideal es utilizar los que se venden exclusivamente para tal fin (bolsas de polietileno de alta densidad, bolsas con cierre, etc.) y no las bolsas comunes de plástico (como, por ejemplo, las suministradas en los supermercados) ya que se trata de un material que no ha sido concebido ni fabricado para tomar contacto directo con los alimentos.
- Congele en porciones pequeñas, de forma tal que pueda descongelarlas en la medida en que las necesita.
- Tenga en cuenta que al congelarse los alimentos líquidos se dilatan, por lo que cuando los envase deje siempre un 10% (como mínimo) de la bolsa o el recipiente sin llenar.
- Si congela en bolsas, saque el exceso de aire antes de cerrarlas.
- Respete siempre el tiempo máximo de conservación, pero hágalo muy especialmente en pescados y mariscos, y en los congelados comercializados. Generalmente, estos tiempos suelen estar indicados en la cara interna de la puerta del freezer y siempre están explicados en el manual de uso.
- Abra la puerta del freezer lo menos posible y verifique que esté correctamente cerrada luego de usarlo, de forma tal de garantizar la temperatura adecuada del mismo.

Cómo congelar

A continuación, presentamos las pautas para congelar los principales alimentos que conforman ***La Dieta del Sentido Común:***

Carnes

- Puede congelar cualquier tipo de carne cruda, siempre que esté fresca.

- Es recomendable que a las carnes rojas las desgrase, las deshuese y las deje en la heladera previamente unas 24 horas.
- El pollo debe congelarse bien limpio y seco, y es preferible que lo troce previamente.
- No cocine carne sin haberla descongelado antes, a excepción de los cortes muy delgados, tales como las milanesas finas.

Frutas

Las puede congelar crudas, peladas, sin semillas ni carozo, cortadas en rodajas y cubiertas con un almíbar leve, o bien cocidas en compotas o puré.

Huevos

- No los congele con cáscara, ya sea crudos o duros, porque estallan.
- Para freezarlos enteros, bata ligeramente yema y clara, y agregue por cada 3 huevos ½ cucharadita de sal o de azúcar, de acuerdo a para qué se los vaya a utilizar. Luego, guarde la mezcla en un recipiente rígido y tapado herméticamente.
- En caso de congelar solo yemas, proceda de igual manera que con los huevos enteros. Eventualmente, puede resultarle práctico distribuirlas en cubeteras, de forma tal de tener la facilidad de ir sacando porciones de tamaño similar a una yema.
- Las claras, por su parte, se congelan igual que las yemas, pero sin sal ni azúcar.

Lácteos

- La leche sólo se puede congelar si es homogeneizada.

- No congele leche en botellas de vidrio y tampoco en el sachet en que se vende, debido a que este suele romperse con la dilatación o los roces durante la congelación. Sí puede hacerlo en los envases de cartón o en las botellas de plástico en que se vende, pero siempre teniendo en cuenta que deben contener en su interior el suficiente lugar vacío como para que el líquido se pueda expandir al congelarse. Por supuesto, también puede hacerlo en recipientes rígidos dejando el espacio correspondiente por llenar.

- Si al descongelarse se separa la nata, bastará con pasarla por la licuadora.

- No congele yogur porque se corta al sacarlo de freezer.

- El queso rallado siempre debe congelarlo en una bolsa o un recipiente.

- La ricota deberá mezclarla con manteca, crema de leche, leche condensada u otro ingrediente que le dé unión para su congelamiento. Tenga en cuenta que, como usted está en plan de bajar de peso y esas son sustancias muy calóricas, deberá incorporarlas en la menor proporción posible.

- Guarde los quesos tipo cremosos fraccionados en bolsas o recipientes rígidos.

- El queso blanco descremado o el crema *light* o *diet* no debe congelarlos solos, ya que podrían cortase debido a su bajo tenor graso. Para evitarlo mézclelos con una mínima cantidad de crema de leche o leche condensada.

Pastas

- Las pastas rellenas y sin rellenar pueden congelarse tanto crudas como cocidas.

- Cuando se congelan ravioles crudos se aconseja colocarlos en el freezer en la misma caja y sin la tapa y, una vez congelados, embolsarlos, preferentemente habiendo separado cada pieza.

Pescados

- Si bien todo alimento a congelar tiene que ser fresco, debe extremar esta precaución en el caso de los pescados.

- También es fundamental que se asegure de que no hayan pasado por un proceso de congelación previa.

- Si congela un pescado entero, antes debe retirarle las vísceras y las escamas, lavarlo y secarlo muy bien, envolverlo en papel film y, por último, embolsarlo o envolverlo en papel aluminio. Si se trata de una pieza muy grande es recomendable, además, rellenar el interior eviscerado con papel de aluminio.

Pan

Puede congelarlo cocido, precocido o crudo.

Salsas

- Las salsas, como todo líquido, puede congelarlas tapadas en recipientes rígidos siempre que tenga la precaución de dejar aproximadamente un 10% de este vacío, de modo tal que, al aumentar su volumen por efecto de la congelación, no rebalse y expulsen la tapa.

- Lo ideal es que las preparare en abundancia y luego, una vez frías, las fraccione en porciones, de forma tal de tener salsa disponible. Una excelente idea es usar cubeteras para llenarlas de salsa y, luego, tener cubitos de salsa casera siempre disponibles.

- No congele mayonesa, porque se corta al sacarla del freezer.

- Cuando una salsa deba espesarse con fécula de maíz, es preferible que se la agregue una vez descongelada.

- Para descongelarlas, bátalas enérgicamente para emulsionarlas, pues el frío suele disgregarlas.

Sopas

Lo ideal es que las guarde en recipientes rígidos, siempre teniendo la precaución de dejar un 10% libre. Si no cuenta con uno de ellos, utilice una bolsa para freezer de alta densidad.

Tartas

- Congele las tapas en su envase original, ya sea enrolladas o bien extendidas en el piso del freezer.

- Una vez rellenas y cocidas, conviene que las congele frías en el mismo molde donde las horneó y, cuando estén bien firmes, desmóldelas, envuélvalas en papel film y embólselas o envuélvalas en papel metalizado. Tenga en cuenta que, posiblemente, le resulte más conveniente hacerlo en porciones que pueda ir descongelando de acuerdo a su deseo de comerlas.

Vegetales

- No congele las verduras crudas, pues eso arruina notablemente su textura y su gusto, por lo que siempre es preferible que las freeze cocidas o, por lo menos, blanqueadas.

- No congele, ni aún blanqueados, lechuga ni rabanitos.

Otros alimentos y preparaciones

- La gelatina sólo se puede congelar si está mezclada con otros alimentos (tal como un aspic o un paté). De lo contrario, se hará agua.

- No conviene que freeze puré blanco u otras comidas cocidas con un alto porcentaje de almidón.

Pautas generales para descongelar

El descongelamiento gradual –de un día para el otro– de los alimentos en la heladera suele ser lo ideal en todos los casos y es cuasi imprescindible en los que se encuentran crudos, especialmente los cárnicos. Para ello, se saca el alimento del freezer y se lo coloca –sin sacarlo de su correspondiente envase en la heladera– sobre un plato o fuente para evitar que gotee sobre otros alimentos y contamine.

Si no se cuenta con ese tiempo, lo ideal es utilizar el microondas para descongelar y calentar y/o cocinar.

Fortifique su desayuno

Si bien los hábitos de vida actuales (sobre todo en la ajetreada existencia de las grandes ciudades) han ido restando importancia a esta comida y, de hecho, hasta ha desaparecido en muchos hogares, quien desee bajar de peso deberá volver a concederle a esta ingesta su necesaria y perdida importancia. Piense en su nombre: *desayuno*, que remite a des-ayuno, a sacar al organismo de las horas que pasó sin ingerir comida alguna (eso es, precisamente, ayunar) para introducirlo nuevamente en el circuito de la ingesta, otorgándole con ello la energía y los nutrientes que le resultan necesarios para encarar una nueva jornada de trabajo, de estudio... o de ambos a la vez.

Muchos expertos han observado que aquellas personas que normalmente realizan un desayuno deficiente tienden a desarrollar en el resto del día costumbres que están relacionadas con un mayor riesgo de obesidad. Para decirlo con un ejemplo: alguien sale temprano hacia su trabajo sin desayunar y, a media mañana con el almuerzo aún demasiado lejano, se come un alfajor de chocolate y dulce de leche. ¿Qué le dice su sentido común ante esto? Por supuesto, que es totalmente nocivo si se desea adelgazar. Por el contrario, un desayuno adecuado reafirma ya desde las primeras horas del día el compromiso de la persona con un estilo de vida saludable y, en el caso particular que nos ocupa en este volumen, también con el deseo de bajar de peso. Ahora bien: ¿qué es o en qué consiste un desayuno adecuado a alguien que desea tanto adelgazar como mantenerse en buen estado de salud? Ciertamente no en aquellos que casi no proporcionan calorías pero tampoco nutrientes (por ejemplo, unos mates amargos con dos o tres galletitas de agua), pero tampoco ni mucho menos aquellos que se encuentran tan pobres de nutrientes como ricos en calorías, verbigracia, un café con leche entera endulzado con azúcar y tres facturas rellenas con dulce de leche. Por ello, a continuación le proponemos toda una serie de alternativas para que usted vaya armando sus propios desayunos saludables y bajos en calorías de acuerdo a sus gustos personales y al clima del momento ya que, seguramente, no tomará las mismas opciones en invierno que en verano:

- Licuados realizados en base a frutas, agua, leche descremada y/o yogur descremado.
- Infusiones con o sin edulcorantes, cortadas o no con leche descremada.
- Yogur descremado o leche descremada (fría o caliente) con frutas frescas y copos de cereales sin azúcar.
- Pan integral con queso blanco descremado.

- Compota de frutas frescas endulzada con edulcorante, sola o con yogur y copos sin azúcar.
- Rodajas de quesos blandos descremados (port salut, muzzarella, quartirolo) con frutas. Si es queso bajo en sodio, tanto mejor.
- En climas fríos y si es de su gusto, algún huevo pasado por agua, aunque no diariamente pues lo más probable es que aumente su colesterol malo en sangre. Es conveniente no consumir más de tres unidades enteras por semana.

Utilice la menor cantidad posible de sal (y cuídese de la sal "oculta")

En realidad, de lo que se trata es de no sobrecargar de sodio al organismo. Y como la sal es cloruro de sodio, si nos excedemos con la sal hacemos otro tanto con el mineral en cuestión. Explicamos: el sodio es uno de los tantos nutrientes que poseen o pueden poseer los alimentos. Y, de hecho, es absolutamente necesario, ya que es un elemento importante en el balance de líquidos del organismo, ayuda en la transmisión de los impulsos nerviosos, en la contracción de los músculos y en el transporte de los nutrientes al interior de las células. Hasta allí todo bien. Pero sucede que el aporte diario recomendado no debe exceder los 2000 mg por día o comienzan los problemas, debido a que se consume más sodio del que el cuerpo puede procesar, metabolizar. Y esos problemas tienen nombre: hipertensión arterial, dolencias cardíacas y edemas (acumulación de agua en los tejidos), este último también causante del aumento de peso o, al menos, de la dificultad para bajarlo. Como todo alimento tiene su propia dosis de sodio, salar en exceso la comida es un camino seguro a consumir más sodio del conveniente. Y otro es el ingerir denominado "sodio oculto" que se encuentra en productos altamente industrializados, en alimentos concentrados y elaborados, que, en pos de resultar lo más sabrosos y atractivos posibles, utilizan cantidades casi siderales de sal. ¿Cuáles son esos productos? Tome nota: edulcorantes, enlatados, congelados, panificados, medicamentos como sales digestivas, polvo para hornear, gaseosas y jugos artificiales. En menor medida, pero también poco conveniente, se encuentran las conservas, los quesos duros y los fiambres. Pero... ¡atención! Si usted estaba habituado a comer muy salado y de un día para otro intenta hacerlo sin agregar sal, lo más probable es que sufra de una suerte de síndrome de abstinencia que le impida continuar con tan saludable práctica. Por lo tanto, lo recomendable es ir bajando la dosis de manera paulatina, agregándole cada vez menos sal a los platos hasta hacerla desaparecer por completo. De esa forma, el paladar se acostumbra paulatinamente, aprende a rescatar y a valorar los sabores propios de cada alimento y, con el paso del tiempo, deja de añorar la sal. Como ayuda, es útil saber que 1 gramo de sal es la cantidad que entra en el hueco de un blister de aspirina común. Y que un gramo de sal tiene 400 mg de sodio.

Aproveche los beneficios que aportan los alimentos ricos en fibra

Mucho se ha hablado y se habla de las fibras, de los alimentos ricos en ellas, de su importancia en el buen funcionamiento intestinal, pero... ¿qué son y dónde encontrarlas? La fibra es el material que le da a las plantas la rigidez necesaria para no caer. Si no fuera por ellas, todos los vegetales crecerían arrastrándose por el piso. O sea que ya tenemos el primer dato acerca de dónde encontrarlas: todo alimento vegetal posee su dosis de fibra. Algunas de ellas son solubles y resultan muy benéficas (sobre todo para el funcionamiento del aparato digestivo), pero cuando se habla de fibras, suele hacérselo acerca de aquellas que son insolubles ¿Por qué? Precisamente porque esa insolubilidad refiere a que el sistema digestivo humano no puede digerirlas por lo que la fibra pasa prácticamente intacta por el aparato digestivo y el intestino, aumentando el volumen de las heces y arrastrando con ellas toxinas e impurezas varias, con todas las ventajas que ello supone tanto para la silueta como para la salud. También parecen cumplir importantes funciones preventivas de algunos cánceres, por ejemplo, el de colon. Si bien, tal como lo explicamos, todo alimento vegetal las contiene, entre sus fuentes más ricas se encuentra el salvado de trigo y de avena, todos los productos de ellos derivados, las cáscaras de frutas y de verduras, el apio, el zapallo y algunos tipos de mango.

Derribando mitos:
"El pan tostado engorda menos que el pan fresco"

Falso. Una rebanada de pan fresco de 65 calorías va a seguir teniendo 65 calorías aunque se tueste. La diferencia es que va a pesar menos por la evaporación de agua, el tostado va a hacer que el almidón del pan sea más digerible y, además, suele gustarle más a la mayoría de las personas. Por eso, en general, se recomienda tostar el pan antes de ingerirlo. Es importante saber, además, que el pan blanco y el negro tienen la misma cantidad de calorías, sólo que el negro tiene más cantidad de fibra.

Ábrale la puerta (o la mesa) a las verduras

Las verduras, vegetales u hortalizas pueden ser los primeros aliados con los que contar en una dieta saludable y tendiente a bajar de peso. ¿Las razones de ello? Con leves variaciones, todos aportan pocas calorías, tienen una importante cantidad que fibra, no contienen colesterol, provocan sensación de saciedad, y son una fuente de vitaminas y minerales a tener más que en cuenta. Y, por supuesto, permiten enriquecer la alimentación con sabores y colores nuevos. Sin embargo, su incorporación suele encontrarse con dos inconvenientes: mucha gente aduce que "no le gustan las verduras" y otra –o, tal vez, la misma– que "no sabe cómo se usa una verdura x". Acá tenemos solución para ambos problemas.

Respecto del primero, la afirmación de que a alguien no le gustan las verduras, no hay posibilidad de que tal enunciado sea cierto. Es prácticamente imposible que a una persona no le guste ninguna de las verduras que se ofrece en el mercado. Segura y simplemente, no se tomó el trabajo de averiguar cuáles le gustaban. Usemos, una vez más, el sentido común y pensemos: bien puede ser que a alguien no le guste la verdura de hoja cruda (la lechuga, la rúcula, etc.) porque experimenta cierto resquemor ante los alimentos crudos y le disgustan esas texturas. Pero... ¿es posible que tampoco le gusten las verduras cocidas? ¿Ni siquiera las feculosas, como la papa y la batata, que son en cierta medida similares a comer una pasta? Pareciera que es imposible. Otro argumento que suelen esgrimir los "antiverdura" es que no les gustan los alimentos verdes. Pues bien, será cuestión, entonces, de comer aquellas verduras que no lo son, como la zanahoria, la papa, el zapallo, la mandioca y el choclo, entre otros. A veces, la excusa se escuda en el amargor. Por supuesto, la rúcula, la lechuga y la achicoria tienen, cada una, su propio nivel de amargor. Pero nada parecido sucede con el choclo, la zanahoria cocida, el zapallo y la batata, verduras especialmente dulces. En esos casos, lo que puede oírse son argumentos del tipo: "Es que son muy dulces y no me gusta que la comida salada tenga ingredientes dulces". Podríamos seguir enumerando "razones" para no incorporar verduras a la dieta, pero nos parece que a esta altura la cuestión está clara: dejarlas entrar a ocupar el lugar que se merecen en la mesa de todos los días es, simplemente, una cuestión de actitud, de entender que son buenas y necesarias para nuestra salud y nuestra silueta, con lo que deberemos probarlas en pos de saber cuáles son de nuestro agrado e incorporarlas a nuestra alimentación diaria. Así de simple.

El segundo inconveniente no reside tanto en una cuestión de actitud, sino de desconocimiento. Efectivamente, mucha gente no tiene la menor idea de qué hacer, por ejemplo, con un brócoli, si antes de comerlo debe cocinarlo o no, si se trata de ingerirlo completo o solo se comen algunas partes, etc. Y lo que sucede con el brócoli puede pasarle si la sacamos de las verduras de consumo más masivo como el tomate, la lechuga, la papa y la cebolla. Por ello, en pos de remediar este segundo escollo y, en parte, también para servir de guía de exploración de gusto a la hora de revertir el primero, presentamos, a continuación, una lista de las verduras que se encuentran (según la época) en los comercios de nuestro país, los beneficios que ofrecen, el sabor que tienen y, sobre todo, las diversas formas que existen de prepararlas, de forma tal que usted ya no tenga la excusa para no incorporar a su dieta estos maravillosos regalos de la naturaleza porque no sabe de qué forma incorporarlos a sus platos.

El desafío es que sume a su plan de alimentación, en principio por lo menos, cinco de las verduras que mencionamos. Luego, podrá ir agregando otras.

Acelga

Esta planta de enormes hojas verdes (las hay de otros colores, pero aquí carecen de difusión), pencas blancas, sabor poco pronunciado y muy rica en vitamina B9 (ácido fólico) es una de las verduras que más se consumen en nuestro país. Generalmente, se le retiran las pencas y la parte verde se cocina –por lo usual, hervida– para rellenar tartas y empanadas, confeccionar buñuelos, colocar sobre masas de pizza y realizar budines, entre otras preparaciones; asimismo, aunque no es lo habitual, puede mezclarse con algún queso liviano (muzzarella, port salut, quartirolo) y servir de relleno a un sándwich frío o tostado. Sin embargo, existen otros usos posibles: sus hojas crudas cortadas muy finitas pueden agregarse a una ensalada y con sus pencas hervidas pueden hacerse buñuelos y otras preparaciones.

Achicoria

La achicoria es una verdura amarga con lo cual casi no admite términos medios: o se a la ama o se la odia. Como todo vegetal en el que predomina ese gusto, es sumamente digestiva y algo diurética, característica esta última que la hace de suma ayuda en un programa de alimentación tendiente a bajar de peso. Asimismo, es una buena fuente de vitaminas A y C. En general, se la consume cruda en ensalada, aunque también se la puede ingerir cocida o a modo de condimento. Nunca perder de vista que su amargor impregnará la totalidad de la preparación en la que se la incluya.

Ajo

El ajo, que se usa en proporciones pequeñas, es un verdadero "remolcador de sabor" que levanta el gusto de cualquier preparación a la que sea agregado. Si se lo usa crudo su gusto resulta más potente y hasta puede llegar a ser un tanto indigesto, además de dejar un aliento fuerte durante un buen número de horas posteriores a su ingestión. Cocido (hervido, asado, horneado, etc.) su sabor se torna más suave y hasta se endulza un poco. Va bien con prácticamente todo plato salado: salsas, guisos, ensaladas, sopas, etc. Además, tiene conocidas virtudes medicinales tales como regular la presión arterial y ejercer un poderoso efecto antibiótico.

Alcaucil

También conocido como "alcachofa", se trata de una exquisita verdura que es, a su vez, un reputado tónico para el hígado. Aporta vitaminas C, B9 y hierro. Generalmente se lo consume cocido (salvo los muy pequeños y tiernos), y se utiliza su corazón y la parte tierna de sus hojas para rellenar tartas, engalanar bruschettas, agregar a pizzas o ensaladas o, simplemente, presentarlos en la mesa con algún aliño como mayonesa o vinagreta. También son un clásico los alcauciles rellenos y/o gratinados. Asimismo, aunque no es lo habitual, puede mezclarse con algún queso liviano (muzzarella, porsalut, quartirolo) y servir de relleno a un sándwich frío o tostado.

Apio

Sumamente fibroso, y de sabor pronunciado y un tanto amargo (cuanto más verde, más amargo) el apio es una verdura diurética a la que se considera especialmente apta para las dietas adelgazantes debido a su bajo poder calórico combinado con la sensación de saciedad que produce. Generalmente, sus tallos se usan crudos en ensalada y sus hojas cocidas en preparaciones como guisos y sopas. También puede formar parte de escabeches o, crudo, ser presentado a modo de snack con algún relleno sobre la concavidad de sus tallos. Una advertencia importante: no abusar de su consumo (especialmente, crudo) pues puede resultar indigesto.

Batata

Forma parte del grupo de los vegetales C, aquel que presenta mayor aporte de hidratos de carbono, de modo que se recomienda su consumo 3 veces por semana. La batata –también conocida como "boniato" o "camote"– es una suerte de papa dulce. Tiene una textura muy similar (aunque más fibrosa), debe consumirse siempre cocida y admite casi las mismas preparaciones, solo que suma un toque de dulzura del que la papa carece. Admite todas las formas de cocción (hervida, asada, frita, al vapor, horneada), puede incorporarse a guisos y sopas, y su puré, además de ser una guarnición especialmente apreciada para acompañar carne de cerdo, es una excelente base para realizar budines y croquetas. Al igual que el zapallo, también es utilizada en preparaciones dulces, como las batatas en almíbar y el ya clásico dulce de batata.

Berenjena

Diurético y digestivo, este fruto en forma de baya con cáscara de distintos colores (las hay blancas, blancas y lilas y de un morado oscuro casi negro) es una suerte de "esponja vegetal" que, usada siempre cocida con o sin cáscara, se presta a un sinnúmero de preparaciones. Lo típico suele ser aderezarlas al escabeche, pero lo cierto es que van muy bien en tartas (solas o combinadas con otras verduras), rebozadas y hechas a la milanesa, en puré a modo de guarnición, formando parte de alguna ensalada o cortadas en rodajas y grilladas. De esta última manera, las rodajas también sirven a modo de contenedor para hacer arrollados con rellenos varios. Asimismo, aunque no es lo habitual, puede mezclarse con algún queso liviano (muzzarella, port salut, quartirolo) y servir de relleno a un sándwich frío o tostado. Numerosas recetas aconsejan, antes de su cocción, salarla y dejarla reposar unas horas en pos de eliminar sus jugos amargos y un tanto indigestos. Por su gusto un poco picante, puede no gustar a todas las personas.

Berro

De alto contenido en vitamina C, es una verdura de hoja verde de sabor fresco y ligeramente picante, muy rica en vitaminas y minerales. Su más extendida y conveniente forma de utilizarlo (en pos de que no pierda su carga de nutrientes) es crudo, en ensaladas o a modo de condimento para aderezar muchos platos: carne, pollo, sopas, etc. También se lo puede procesar con alguna materia grasa (aceite o crema de leche) para obtener una sabrosa salsa. Cocido, forma parte de guisos y sopas. Asimismo, aunque no es lo habitual, puede mezclarse con algún queso liviano (muzzarella, porsalut, quartirolo) y servir de relleno a un sándwich frío o tostado Algo muy importante: si bien todas las verduras deben lavarse cuidadosamente antes de ser consumidas, en el caso del berro se debe ser especialmente escrupuloso debido a que crece en terrenos anegados y, por ello, suele tener parásitos.

Brócoli

También conocido como "bróculi" o "brecol" esta verdura pertenece a la familia de las crucíferas, grupo que comparte, entre otras, con la coliflor, aunque su aroma es más suave y su sabor más pronunciado. Si bien se pueden comer sus tallos, estos en general resultan demasiado duros y lo que se ingiere son sus flores que son como suertes de pequeños arbolitos verdes que se encuentran en la punta de los tallos. Nada impide cortarlos e ingerirlos crudos en, por ejemplo, una ensalada o a modo de carpaccio, pero lo cierto es que el brócoli brinda lo mejor de sí cuando está cocido al vapor o hervido. De esa manera puede ser incorporado a ensaladas, se lo puede hacer puré, ser la base de una tarta o formar parte de una preparación en base a arroz. También puede servir de relleno para canelones, ravioles, etc. Los fideos con pesto de brócoli constituyen ya un clásico de la culinaria actual. Es, además, una excelente fuente de vitamina C, provitamina A y ácido fólico.

Brotes de soja

Contienen fósforo y ácido fólico (B9). Se expenden ya embolsados en verdulerías y casas dietéticas, y son el producto obtenido tras remojar los porotos enteros en agua tibia y mantenerlos en un medio húmedo durante una x cantidad de tiempo. De sabor sumamente suave, se pueden consumir tanto crudos como cocidos. En el primero de los casos conservan su textura crujiente, pero pueden resultar un tanto indigestos, y son ideales para ensaladas. En el segundo (sean al vapor o hervidos, que suelen ser las modalidades más usuales) ganan en digestibilidad pero pierden sus textura crujiente, y pueden ser incorporados a preparaciones estofadas. En ambos casos, deben ser lavados muy cuidadosamente. Resultan ricos en vitaminas y minerales, y pobres en calorías, con lo que se adecuan muy bien un régimen adelgazante.

Cebolla

La cebolla –al igual que el ajo, cuya familia comparten, las liliáceas– es otro "remolcador de sabor" que levanta cualquier plato, aunque para ello debe usarse en mucha mayor cantidad que el ajo. Asimismo y al igual que este, cruda resulta más potente y eventualmente indigesta, mientras que cocida se suaviza, se hace más digerible y toma un característico sabor dulzón. También comparten el hecho de ser un antibiótico natural y un regulador de la presión. Los usos de la cebolla en las preparaciones saladas son casi ilimitados. Conceden un toque de sabor inigualable a cualquier ensalada, potencian cualquier guiso, sopa, wok, etc. Peladas y enteras asadas o al horno pueden rellenarse con infinidad de preparaciones. La dupla "queso y cebolla" es un clásico absoluto para rellenar tartas y empanadas. Vale destacar que, también al igual que en el caso del ajo, deja un aliento fuerte durante un buen número de horas posteriores a su ingestión.

Coliflor

Rico en vitamina C, fibra y vitamina B9, el olor que desprende al ser hervido la convirtió en una suerte de "mala de la película", de verdura tabú que muchos se niegan siquiera a probar. Sin embargo, su sabor tiende a ser más bien suave y poco tiene que ver con esos vapores que desprende al hervirse. En principio, aclaremos que no es imprescindible que pase por el hervor y que puede comerse cruda rallada en ensalada o a modo de carpaccio. Sin embargo, su utilización más usual es cocida e incorporada en ensaladas, guisos, woks o tartas, sirviendo de base para un puré o para croquetas o a modo de guarnición. También puede utilizarse de relleno para canelones, ravioles, etc. Es importante destacar que si se la incorpora a un guisado o wok y se la cocina junto con los otros ingredientes, casi no desprenderá olor.

Chauchas

Vienen en distintos tamaños y variedades, pero siempre consisten en una vaina verde con porotos en su interior. Su sabor no es muy pronunciado, pueden cocerse de maneras diversas (hervidas, al vapor, estofadas) y son ideales para incorporar a guisos, platos de arroz, woks, tortillas, sopas y ensaladas.

Choclo

Rico en fibra y fósforo, los granos del choclo (la mazorca del maíz) constituyen un alimento de alto valor nutritivo, y su sabor suave y dulzón es aceptado con agrado por, prácticamente, todas las personas. Pertenece al grupo de los vegetales C, con alto aporte de hidratos. El choclo entero (o cortado en trozos) puede ser incorporado a guisos y sopas o bien formar parte de las verduras que se colocan sobre una parrilla. Ya desgranado, es ideal para rellenar tartas, empanadas y pastas (pese a que esta modalidad no se encuentra extendida) o formar parte de una variada ensalada. Se recomienda comerlo siempre cocido.

Endibia

Relativamente nueva en el mercado, la endibia o endivia es un tipo de achicoria de ensalada que crece de las raíces mantenidas en lugares cálidos y húmedos. Contiene altos niveles de agua (es diurética) y de viamina A. Sus hojas son crujientes y de un sabor ligeramente amargo con lo que, como toda verdura con ese gusto, resulta digestiva. Se las puede consumir tanto crudas como cocidas, aunque se recomienda la primera de las modalidades que es la que conserva su textura crujiente, que es uno de sus mayores atractivos. De esa forma resulta excelente para ensaladas o aliñada a modo de entrada. Un dato importante: combina de maravillas con frutas como peras, higos, manzanas, damascos, melón, duraznos y naranjas. Se recomienda lavarla bien, pero sin dejarla en remojo pues este acentúa su amargor.

Espárrago

Esta exquisita, selecta y, las más de las veces, onerosa verdura son los brotes maduros de la planta esparraguera. Su sabor es suave, su textura más que tierna y, generalmente, se consumen sus puntas cocidas al vapor, hervidas, fritas o asadas. De esa manera, se pueden combinar con pastas, servir de guarnición para carnes y pescados, usarlas para rellenar una tarta o engalanar una bruschetta y, aunque no es lo habitual, mezclarse con algún queso liviano (muzzarella, port salut, quartirolo) y servir de relleno a un sándwich frío o tostado. También, por supuesto, se los puede servir simplemente con una vinagreta o mayonesa. El resto del tallo, si bien suele descartarse, convenientemente cocido (en olla a presión, por ejemplo) y procesado sirve de base a una exquisita y ya clásica sopa crema. Una advertencia importante: debido a su alto contenido en purinas están contraindicados en personas que sufren de gota.

Espinaca

Verdura de hoja que se distingue por su alto contenido de vitaminas y minerales. Contiene vitamina C, A y potasio. De sabor potente, un tanto ácido y apenas amargo, puede resultar un poco fuerte para algunos paladares. Quienes la aprecian, sin embargo, la encuentran irremplazable. Combina especialmente bien con el ajo y la nuez moscada. Su modalidad de uso más extendida es apenas cocida (con lo que pierde gran parte de su volumen) para formar parte de rellenos de pastas, tartas, empanadas, etc. La espinaca a la crema y/o con salsa blanca era una guarnición clásica ya un tanto caída en desuso, pero que nada impide que vuelva a las mesas. Aunque no es lo habitual, mezclada con algún queso liviano (muzzarella, port salut, quartirolo) y servida a modo de relleno a un sándwich frío o tostado queda exquisita. Cruda, si bien casi no se la usa de esa manera, es un excelente ingrediente para ensaladas. Antes de utilizarla debe ser lavada muy a fondo, pues es común que tenga mucha tierra y/o barro. Es bueno tener en cuenta que, especialmente cuando se la consume cruda, puede tener efectos laxantes.

Hinojo

El hinojo es un bulbo carnoso y de textura crujiente (cuando está crudo), y de sabor dulce y suave, ligeramente anisado. Además, es un poderoso diurético natural, con lo que constituye un excelente aliado en las dietas para bajar de peso. Crudo, es ideal para formar parte de ensaladas. Cocido en trozos, otorga un toque especial a guisos, sopas, woks, etc. Cocinado entero (al vapor, al horno, hervido o asado) constituye una excelente guarnición, ya sea gratinado con un poco de queso o, simplemente, aliñado con aceite de oliva, limón y sal.

Hongos

Afortunadamente, el mercado actual es pródigo a la hora de ofrecer hongos comestibles. Hasta hace algunos años solo era posible conseguir champignones, pero hoy es bastante usual disponer de portobellos, gírgolas, shitakes, etc. Cualquiera sea la variedad elegida, siempre le ponen un toque exquisito a cualquier comida y van bien tanto con preparaciones vegetales como con carnes. Algunos platos ya clásicos son, entre otros, el lomo al champignon, y la tarta de puerro y champignones. Pueden comerse crudos, pero se recomienda cocinarlos para que ofrezcan lo mejor de su sabor. Si se los adquiere frescos, lo aconsejable no es lavarlos (para evitar que se hidraten en demasía) sino cepillarlos a fondo y en seco para quitarles la suciedad. Si se opta por la alternativa de adquirirlos secos, se los debe hidratar previo a su uso, ya sea en agua, caldo o vino. Como su contenido calórico es bajo, son ideales para poner un toque de glamour y sabor en cualquier dieta adelgazante.

Lechugas

Hemos optado por titular en plural, ya que las variedades de lechuga son varias y, por fortuna, muchas de ellas están disponibles en el mercado: criolla, morada, capuchina, escarola, mantecosa, etc. No es necesario hablar en extenso de este vegetal, ya que es uno de los más consumidos en el país en la que es la ensalada más extendida: tomate, lechuga y cebolla. Sí, decir que también puede comerse cocida formando parte de sopas y/o guisos. Es muy digestiva y levemente sedante.

Mandioca

También conocida como "yuca", la mandioca es una raíz con alto contenido de almidón que, en la zona del noreste argentino, ha cumplido históricamente casi las mismas funciones que la papa. Pertenece al grupo de vegetales C, con altos niveles de hidratos de carbono. Hervida, asada, horneada, al vapor o frita funciona como guarnición o base de budines. Es fundamental saber y tener en cuenta que antes de cocinarla debe ser desintoxicada de la siguiente manera: se lava la raíz, se la pela, se la corta en trozos pequeños, se la deja reposar, se exprimen los pedazos y se descarta el jugo extraído. La mandioca también es materia prima de muchos derivados sumamente nutritivos como la tapioca y la farofa, entre otros.

Morrones

También ampliamente conocidos como "pimientos" o "ajíes", todos ellos tienen notables cualidades antioxidantes, o sea, de frenar en cierta medida el proceso de oxidación o degradación al que se ven sometidas las células del organismo con el paso del tiempo, además de contener notables dosis de vitamina A y de potasio. Se pueden consumir tanto crudos como cocidos y funcionan a medio camino entre una verdura y un condimento (de hecho, de ellos se extrae el pimentón), teniendo un sabor característico que, en general, es del agrado de todas las personas. Crudos, van bien en las ensaladas y cocidos casi no tienen límites de utilización en las preparaciones saladas: pueden formar parte de guisos, salsas y sopas, de rellenos de sándwiches, ahuecarse y llenarse con preparaciones varias, aliñarse con sal, aceite y vinagre servir de guarnición para carnes, etc.

Papa

La papa (o, tal vez, deberíamos decir "las papas", pues sus variedades son realmente numerosas) es el tubérculo de uso más extendido en el mundo y es muy popular en nuestro país. Rica en potasio, vitamina C, almidones e hidratos de carbono, su textura suave y su gusto más bien neutro, la hace apta para todo tipo de preparaciones pues tiende a absorber el sabor del resto de los ingredientes. Siempre debe comerse cocida admitiendo todas las formas de cocción: hervida, asada, frita, al vapor, horneada y en puré. Este último, mezclado con un huevo que le otorgue más cuerpo, es también una excelente base para pizzas y tartas. Enteras y ahuecadas, sirven para rellenar. Pese a que suelen comerse peladas, lo cierto es que pueden ingerirse con la cáscara, siempre y cuando esta sea lavada y cepillada concienzudamente.

Pepino

Con propiedades antioxidantes, es una hortaliza de sabor sumamente refrescante y de escaso valor tanto nutritivo como calórico. Si bien nada impide comerlo cocido, lo cierto es que lo ideal es hacerlo crudo, ya sea en ensalada, ahuecado y relleno o en el típico *tzaziki* griego que mezcla pepino, yogur natural, aceite de oliva y ajo. A la hora de adelgazar es bueno tener en cuenta que se trata de una alternativa poco calórica y, dependiendo de la época del año, económica.

Puerro

Bulbo que se consume a modo de hortaliza y, eventualmente, como condimento. Pertenece a la misma familia de la cebolla y el ajo, con lo que su gusto es similar aunque inmensamente más suave, con lo que puede ser una alternativa a aquellos. Su valor calórico también es muy bajo, por lo que resulta un excelente componente de las dietas para bajar de peso. Se lo puede consumir tanto crudo como cocido, aunque la segunda opción suele ser la elegida para incorporarlo a sopas, guisos y tartas. La parte más tierna y apreciada es la blanca que, precisamente, se conoce como "blanco de puerro".

Rabanito

Raíz carnosa, muy sabrosa y picante, y rica en vitamina C, que es consumida a modo de hortaliza. Generalmente se lo ingiere crudo como aperitivo o se agrega a ensaladas o bocadillos. Sus hojas también son comestibles y pueden incorporarse cocidas a tartas, guisos, etc.

Remolacha

La remolacha es una raíz roja-purpúrea, carnosa y grande. Contiene fibra, hierro y vitamina B9 (ácido fólico). Consumida cruda tiene un sabor y una textura suave y salvaje, y al ser cocida, su textura se suaviza en grado máximo y se vuelve dulce. Pese a este dulzor y contrariamente a lo que mucha gente cree, su aporte calórico es más bien bajo. Cruda se la utiliza rallada en ensaladas, a las que aporta un sabor inigualable. Cocida (ya sea hervida, al vapor, asada u horneada) también es muy apreciada en ensaladas y como ingrediente principal del *borchst*, una sopa de origen ruso que puede tomarse tanto caliente, como tibia o fría. Algo que muy pocas personas saben es que sus hojas son altamente comestibles, tienen un sabor y una textura muy similar a las de la espinaca y pueden utilizarse exactamente de la misma forma. Ambas, raíz y hoja, suelen tener efectos laxantes. Importante: la raíz se cocina sin pelar y, una vez cocida, se le retira fácilmente la película que la recubre.

Repollos

Rico en vitamina C, se conoce con ese nombre (o con el de "coles") a distintos vegetales crucíferos que se caracterizan por la disposición de sus hojas unas sobre otras: el repollo colorado, el blanco, el de Milán, etc. Crudo y cortado en juliana muy fina es ideal para ensaladas. Cocido va bien en sopas, woks y guisos. Las hojas más grandes una vez blanqueadas son excelentes para rellenar con preparaciones diversas y, luego, hacer el consabido "paquetito". Siempre se debe tratar que la cocción no sea demasiado prolongada en pos de evitar el olor desagradable que, en mayor o menor medida, exhalan las crucíferas al ser cocinadas. Son ricos en potasio.

Repollito de Bruselas

De alto contenido en fibra, vitaminas B9 y C, son las yemas que se desarrollan en las axilas de la planta que le da nombre. A diferencia de las variedades grandes, se consumen siempre cocidos. Fríos van muy bien en ensaladas (ya sea solos o en compañía de otras verduras) y calientes suman de maravilla a guisos, sopas y woks.

Rúcula

Contiene vitamina C, hierro y betacarotenos. Es una hortaliza de hoja verde de sabor sumamente pronunciado, un tanto picante (dependiendo de la variedad) y con un inequívoco dejo amargo. En algunas preparaciones se la utiliza más a modo de hierba aromática que de verdura. Si bien puede usarse en ensalada, donde estaría cumpliendo la función de verdura, si se la utiliza a modo de hierba pueden colocarse sus hojas frescas sobre una pizza ya horneada o bien usarlas para hacer un exquisito pesto para condimentar salsas y verduras varias. Lo ideal es incorporarla siempre luego de la cocción, para que no pierda buena parte de su aroma y sabor. Como toda verdura amarga, es sumamente digestiva.

Tomate

Posee vitamna C y hierro. Junto con la papa, la lechuga y la cebolla constituye el cuarteto de las que son, tal vez, las verduras más conocidas y consumidas de nuestro país. Rico en sales minerales y vitaminas y diurético, se puede comer tanto crudo como cocido y, de ambas maneras, puede ser ahuecado y rellenado con preparaciones varias. Su salsa es la más popular de Argentina y colocando algunas rodajas en un sándwich se logra una frescura y un sabor inigualables.

Zanahoria

Esta raíz carnosa, con un interesante aporte de vitaminas (sobre todo de provitamina A) y minerales, y un contenido calórico más bien bajo, es un tesoro en toda alimentación. Cruda tiene un sabor apenas salvaje y un tanto dulzón, y se la utiliza en ensaladas. Cocida (ya sea hervida, al vapor, asada, al horno, etc.) se suaviza su textura e incrementa su dulzor, y va muy bien en sopas, guisos, woks, puré (preparación poco conocida), relleno de tartas y escabeches.

Zapallitos

Rico en vitaminas C, B2, B9 y hierro, actualmente se consiguen en dos variedades: redondo y largo o zucchini, siendo esta última la más apreciada por su sabor. En ambos casos se trata de una hortaliza de gusto suave pero un tanto amargo que proporciona una buena cantidad de fibra, por lo que ayuda al buen tránsito intestinal. Permite una gran variedad de preparaciones. Crudo –aunque casi no se lo utiliza de esa manera– va bien en ensaladas. Cocido, lo hace en sopas, tartas, woks y guisos, y al ser ahuecados, dan pie a los ya clásicos zapallitos rellenos. Pese a no ser una preparación muy conocida, también pueden hacerse en puré y oficiar a modo de guarnición.

Zapallo

También conocido como "calabaza" se trata de una verdura que se presenta en más de una variedad, tiene abundante carne dura, fibrosa y de sabor dulzón, se come cocida y aporta, básicamente, fibra y provitamina A. Vale decir también que su contenido calórico es bajo, por lo que está muy indicado en dietas para descender de peso, y que es sumamente digestivo, al punto que está asimilado a la idea de "comida para enfermo" visión que es necesario desterrar. La preparación más usual y extendida suele ser el puré que se come a modo de guarnición o sirve de relleno para tartas, pastas, buñuelos, sopas o budines. Sin embargo, esta hortaliza tiene muchas otras posibilidades, como la de ser agregada a guisos, rellenada con queso y otras verduras, acompañando arroces a modo de risottos y hasta siendo la base de preparaciones dulces como el ya un tanto en desuso zapallo en almíbar.

Realce el sabor de sus comidas con hierbas aromáticas y especias

Las hierbas (hojas aromáticas) y las especias (fundamental aunque no solamente, semillas muy sabrosas) son un verdadero tesoro en la cocina. Por un lado, debido a que posibilitan aromatizar y saborizar las preparaciones para hacerlas mucho más atractivas tanto al olfato como al paladar. Y, por otro, porque permiten hacer de un plato muchos platos. Efectivamente, una pechuga de pollo será una comida si la adereza con estragón y otra si la condimenta con jengibre. Por ello, tener en la cocina una buena batería de hierbas y especias, y saber utilizarlas es un antídoto seguro contra el aburrimiento gastronómico. ¡Y en todas ellas el contenido calórico es insignificante! A continuación el listado de las más utilizadas, información acerca de su sabor y datos sobre el modo de utilizarlas. Solo se trata de animarse:

Hierbas

Ajedrea

Hierba con cálido aroma a pimienta y dejos a mejorana, tomillo y orégano, que va muy bien con legumbres, carne de aves y de pescado, y que resulta especial para aderezar aceitunas. Por su potencia es capaz de ocultar el sabor y olor de otras hierbas, por lo que se recomienda usarla con discreción. Se la puede utilizar tanto fresca como seca.

Ají molido

En realidad, este condimento de amplia difusión en nuestro país, no es propiamente una hierba, sino que se trata de un fruto (el ají) molido, muchas veces con sus semillas incluidas. Se lo utiliza básicamente para otorgar picor a los platos, aunque también se caracteriza por concederle un toque rojizo a los mismos.

Albahaca

Fresca, muy sabrosa y de aroma, y sabor "italianos", junto con el ajo, los piñones (o, en su defecto, las nueces) y el aceite de oliva forma el *pesto* y, junto al tomate fresco y la muzzarella, da lugar a la mezcla *caprese*, base de empanadas, pizzas, sándwiches y otras preparaciones mediterráneas. También puede usarse para realzar ensaladas, platos en base a papas, porotos, pastas y arroz, y es un buen aromatizante de carnes blancas y pescados. Unas hojas picadas son un buen toque final para, prácticamente, cualquier plato de guiso y una rama con sus correspondientes hojas es un excelente saborizador de cualquier vinagre. Una aclaración importante: siempre debe usarse fresca y agregarse cruda una vez cocido el plato, pues la cocción le "mata" casi todo su sabor y su aroma.

Ciboulette

Es el "pariente" refinado y de sabor suave de la familia de las cebollas y de los ajos, con quienes comparte su dejo de sabor y fragancia. Finamente cortado, constituye una sazón inmejorable para todo plato en base a papas y/o huevos. Además, va muy bien como toque final (tanto de sabor como decorativo) de ensaladas, budines, terrinas y sopas. Se la puede utilizar sola o sumada a otras hierbas, pues es muy fácil de combinar.

Cilantro

De aspecto parecido al perejil, pero de olor y sabor completamente distintos (se los describe como fétidos, alimonados y dulzones, con un toque terroso y algo mentolado) el cilantro es una hierba que prácticamente no admite grises: o se lo ama o se lo odia, con lo que será fundamental que sepa en qué bando se enrola usted antes de comenzar a aderezar con él sus platos. Se lo debe consumir fresco y crudo, y es un ingrediente del guacamole, sirve para condimentar pescados y mariscos, sazonar platos en base a papas o porotos y aromatizar ensaladas. También puede hacerse *pesto* de cilantro receta que le indicamos más adelante.

Eneldo

Hierba no muy difundida en nuestro país, cuyo delicioso sabor anisado no es equiparable ni comparable al de ninguna otra, razón por la cual ocupa un lugar tan especial en la cocina escandinava donde se lo combina con salmón y con pepinos. Además, va de maravillas con todos los pescados y añade un toque personal a algunas ensaladas. Vale la pena buscarlo y probarlo, sobre todo si se es afecto a los sabores anisados.

Estragón

Refinado y muy usado en la cocina francesa, posee un aroma y un sabor con dejos anisados. Se lo puede consumir tanto crudo como cocido, aunque es de esta última manera como brinda lo mejor de sí. Es ideal para condimentar el pollo y, además, va bien con huevos, espárragos, puerro y champignones, y para aromatizar vinagres. También acompaña bien caldos, pescados y salsas. La manteca al estragón servida sobre verduras cocidas realza el sabor de estas de una manera increíble. Advertencia: se debe ser muy cuidadoso al mezclarlo con otras hierbas aromáticas, debido a que su carácter anisado hace que no combine bien con todas.

Laurel

Al igual que en el caso de la pimienta, tal vez no sea necesario extendernos mucho acerca de esta hierba que es muy utilizada en nuestro país, donde casi todos los que estamos en la cocina sabemos que se colocan las hojas enteras para saborizar guisos, sopas, escabeches y salsas. y que se retiran una vez efectuada la cocción. Solo decir que a la hora de hornear un pollo entero también se pueden colocar dos o tres hojas en su interior para darle más sabor y aroma. Además, que aporta aceites esenciales.

Mejorana

Se trata de una hierba de sabor picante y dulzón, cálido y con un toque alcanforado y amargo, que va bien en escabeches, pizzas, pastas y verduras cocidas y que –al contrario que su pariente cercano, el orégano– siempre es preferible utilizarla fresca hacia el final o luego de la cocción.

Menta

Esta hierba de inconfundible y penetrante aroma refrescante aporta un aceite esencial: el mentol. Va bien tanto con preparaciones dulces como saladas, aunque en nuestro país se use casi exclusivamente para las primeras. Picada es una de las hierbas por excelencia para condimentar la carne de cordero y realza el sabor de verduras tales como papas, zanahorias cocidas, zapallitos y berenjenas, así como de todas las legumbres. La mezcla de yogur natural, pepino en rodajas, menta y ajo picados, y aceite de oliva es un clásico de Medio Oriente y Grecia. Cuando se la usa en pequeñas cantidades combina bien con el resto de las hierbas. En cuanto a las preparaciones dulces, una ramita fresca constituye el broche de oro de la mayoría de los postres –y, si están hechos en base a chocolate, mejor aún– y también va muy bien con, prácticamente, todas las frutas. Unas hojas en una jarra de limonada tornan a esta bebida mucho más refrescante. Se recomienda siempre usarla fresca, si bien no es fácil de conseguir. Una alternativa es cultivarla: es una planta muy resistente, soporta todo tipo de temperaturas y solo pide agua en cantidad.

Orégano

Otro clásico de nuestro país que casi no necesita presentación, al igual que dos de las preparaciones más conocidas de las que forma parte: la provoleta al oreganato y los tomates partidos al medio con aceite y orégano. Va bien con todas las salsas que tienen como base al tomate, con las pizzas, formando parte de los adobos para la carne, y saborizando ensaladas y verduras cocidas. También es una de las hierbas más a menudo utilizadas para saborizar panes. Se puede utilizar tanto fresco como seco.

Perejil

Hierba de amplia difusión que, si bien se vende seco para re-hidratarlo y utilizarlo, de preferencia debe usarse fresco, cosa que no implica complicación alguna pues está en todas las verdulerías y hasta a veces "va de yapa". Es considerado la hierba de uso universal por excelencia pues sirve para sazonar prácticamente todos los alimentos: carnes, pescados, aves, verduras, etc. Combina muy bien con los típicos ingredientes mediterráneos de sabor pronunciado (alcaparras, anchoas, aceitunas, etc.) y junto con el ajo forma la *provenzal,* uno de los aliños preferidos para las papas fritas y el pollo. Con manteca resulta delicioso para untar sobre el pan o agregar a otras preparaciones. Los tallos –de sabor más fuerte que el de las hojas– se pueden utilizar para saborizar sopas y guisos de cocciones lentas y prolongadas, y retirarlos antes de servir. Es importante saber que sus aceites esenciales se pierden con la deshidratación.

Romero

De fragancia y sabor balsámicos, alcanforados, sumamente potentes y de gran presencia, se lo debe utilizar con moderación y, de preferencia, fresco. Es ideal para sazonar cordero, carnes de caza y chivito, y muy bueno para adobar una pieza de carne de ternera al horno. Asimismo, va bien con guisos en general y pescados grillados. Se lo puede mezclar con el tomillo y el laurel, pero debe hacérselo con prudencia o tapará el sabor de las otras hierbas. Combina de maravilla con el vino tinto por lo que ambos podrán agregarse, por ejemplo, a una salsa con base de tomate. Una ramita dentro de un frasco con vinagre le otorgará a este un sabor inconfundible.

Salvia

Hierba levemente alcanforada, con un dejo amargo, crudo y cálido, que se puede usar tanto fresca como seca. Se la utiliza principalmente para condimentar carnes de todo tipo (hasta de caza) combinando bien con el hígado. También es excelente para picarla y mezclarla con manteca, y untar en el pan o agregarla a otro tipo de preparaciones. En la cocina italiana se la añade al relleno de las pastas, se la usa en la preparación del *saltimbocca* y el ossobuco, y la *focaccia* (especie de pan de pizza saborizado) con salvia es un clásico. Se recomienda agregarla siempre hacia el final de la cocción y, cuando se la utiliza fresca, blanquearla previamente para aminorar un poco su amargor.

Tomillo

De sabor y aromas muy similares al orégano es, sin embargo, más potente por lo que debe usarse siempre en pequeñas dosis, sobre todo si se lo va a combinar con otras hierbas. Se lo puede usar tanto fresco como seco para condimentar guisos, sopas, estofados, verduras, carnes y aves grilladas y al horno, pues soporta muy bien cocciones prolongadas. Contiene aceites esenciales.

Especias

Anís

Semilla de olor y sabor dulce y fuerte, con un leve dejo picante y un parecido al regaliz. Está muy extendido su uso a modo de saborizante en panadería, pero también puede agregarse a sopas, pescados, mariscos y estofados, a los que otorga un toque exótico, dulzón y aromático. Siempre debe usarse con moderación, pues tiende a tapar otras especias, hierbas y condimentos.

Canela

De sabor es dulzón, intenso y con un leve toque afrutado, y puede usarse en rama o molida. Se utiliza tanto para platos dulces como salados, aunque en nuestro país este último uso sea prácticamente desconocido. En cuanto al primero, se la agrega al arroz con leche, a las tartas y tortas (combina especialmente bien con las de manzana y chocolate) y a las compotas. Aromatiza cafés, chocolates y submarinos y el vino tinto caliente con azúcar y canela ya es un clásico de las noches de invierno. En preparaciones saladas debe usarse con mucho cuidado para no echar a perder el plato y combina con carnes (especialmente, cordero) y arroces.

Cardamomo

Semillas de sabor picante, levemente alcanforado, algo cítrico y sumamente aromáticas, que suelen venderse en su propio vaina o ya molidas. Se lo utiliza en platos tanto dulces como salados, pero si no se está habituado a usarlo conviene empezar por los primeros agregándolo, por ejemplo, a las tartas y tortas de manzana, y de pera, y a las ensaladas de fruta. En preparaciones saladas se puede añadir a pasteles de carne de ternera o de cordero. Una vaina levemente partida puede aromatizar una taza de café y varias de ellas una botella de vinagre.

Clavo

Especia de fragancia fuerte, caliente y rica, y de gusto picante, potente y un tanto amargo que debe ser usada con mucha prudencia para no excederse. Se lo vende tanto entero como en polvo y se recomienda usarlo en la primera modalidad y retirarlo una vez preparada la comida. Se usa para aromatizar y saborizar marinadas, patés, sopas, carnes (sobre todo, a las de caza y al cerdo), legumbres y arroz. Varios clavos "pinchados" en cebollas, manzanas, peras, ciruelas o rodajas de ananá a punto de ser horneadas le conceden un toque muy especial y el vino tinto caliente con azúcar y clavo es –junto con el de canela– otro clásico de las noches de invierno.

Comino

Especia sumamente sabrosa, aromática e invasiva, por lo que debe utilizarse con precaución. Si bien es una semilla, su presentación más extendida es en polvo, una vez molido. Va especialmente bien con la carne de vaca, por lo que se suele usarse en la mezcla de hamburguesas caseras y también forma parte del relleno de las empanadas de carne. Asimismo, combina con arroz y con carne de cordero, y puede usarse para saborizar panes y para condimentar rodajas de queso, junto con un poco de aceite. Con lentejas, arroz blanco y cebolla frita, conforma el *mejadara,* típica guarnición de Medio Oriente.

Coriandro

Se trata de las semillas de la planta de cilantro y, al contrario que las hojas de la misma, tienen un aroma y un sabor fresco, fragante y cítrico, entre alimonado y anaranjado. Si bien se puede comprar molido, se recomienda adquirirlo en semilla para que no pierda su aroma y pueda ser incorporado entero o procesado, de acuerdo a la preparación. Las semillas enteras se utilizan en marinadas y conservas en vinagre. Procesadas o molidas van muy bien con todas las verduras en general, constituyen un interesante sabor de contraste para platos en base a arroz y a carnes, y resultan excelentes para aromatizar panes y otros productos de pastelería y panadería, tanto dulces como salados.

Curry

El curry –en realidad, los curries– no es en verdad una especia, sino una mezcla de varias de ellas (jengibre, mostaza, nuez moscada, cardamomo, etc.) que desde hace siglos se utiliza en el centro y sudeste asiático, y hoy es conocida en el mundo entero. Un curry puede contener hasta 18 especias distintas. Los hay con picor alto, medio y casi nulo, y es siempre tan sabroso como aromático, por lo que hay que usarlo con mesura. Va de maravillas tanto para platos con carne como para preparaciones vegetarianas.

Jengibre

Rizoma (tallo subterráneo) fibroso, aromático, fresco y picante que se puede conseguir fresco, seco y entero, en polvo, etc. Además de un condimento notable, es sumamente digestivo y ayuda a curar gripes y resfríos. ¿Dónde y cómo utilizarlo? Fresco (o seco y entero) es ideal para pelarlo, cortarlo en rodajitas o rallarlo y agregarlo a las múltiples preparaciones que pueden realizarse en un wok en base a pastas, verduras, algún tipo de carne, etc. En polvo se lo utiliza para aromatizar preparaciones en base a frutas y productos de panadería o para concederle un exótico toque final a platos de vegetales grillados o al vapor, sopa de verduras o preparaciones en base a carne o pescado. Más adelante, le ofrecemos una receta de salsa de jengibre que podrá aplicar a muchos platos.

Mostaza

Aunque pueda parecer que la mostaza es una salsa que nace envasada, en realidad se trata de una semilla (la que da origen a esa salsa) de gusto potente, picante y un tanto amargo. Aprender a utilizarla en lugar de usar la preparación comercializada colabora a que sepamos qué estamos comiendo, y a que evitemos las grasas y los conservantes que tiene la salsa envasada. Sus granos enteros sirven para aromatizar encurtidos, marinadas y adobos varios, y una vez molidos y mezclados con componentes diversos (por ejemplo, vino o vinagre y azúcar o miel) forman la salsa de mostaza –de la que en este volumen le indicamos una receta– complemento inmejorable de salchichas y cortes varios de carne de ternera y, sobre todo, de cerdo. También molida, se la puede agregar a la mayonesa, espolvorear sobre una ensalada o un plato en base a huevos. Apenas partidas van bien para saborizar un vinagre.

Nuez moscada

Especia de gran semilla de forma ovalada, y fragancia y sabor fuertes, aromáticos, dulces, cálidos y punzantes. Si bien se vende molida, no es recomendable utilizarla de esa manera y lo mejor es comprarla entera junto con el pequeño y característico rallador, y guardarla en un frasco cerrado en un lugar oscuro, con lo que conserva sus propiedades, incluso, durante años. Va bien tanto con preparaciones saladas como dulces. Dentro de las primeras combina con arroz, huevos, verduras cocidas, legumbres y quesos varios. La salsa blanca o bechamel y el puré de papas se ven absolutamente realzados si se la agrega a modo de toque final. En cuanto a lo dulce, usada en cantidades muy pequenas combina con las preparaciones en base a lácteos, frutas cocidas y compotas.

Pimienta

Tal vez no sea necesario extendernos mucho acerca de esta especia que es muy conocida en nuestra sociedad, pero sí decir dos cosas importantes. La primera de ellas es que si usted decide pasar de usar pimienta molida y envasada a molerla en el correspondiente molinillo antes de usarla, casi descubrirá una especia nueva que, contrariamente a la ya molida, tiene más aroma y sabor que picor. La segunda es que hay disponibles cuatro "colores" de pimientas (negra, blanca, verde y roja) y combinarlas en distintas proporciones en el mismo molinillo le permitirá lograr su propio *blend* que hará más personales sus comidas.

Derribando mitos:
"Las dietas bajas en carbohidratos y ricas en proteínas son la mejor opción para bajar de peso"

Falso. En realidad, ninguna dieta que deje de lado un grupo de nutrientes (carbohidratos o vitaminas o proteínas o cualquier otro) es recomendable, pues la buena salud depende en gran medida de una alimentación que los contenga a todos: todos son necesarios. Aun así, las dietas con exceso de proteínas tienen sus inconvenientes particulares: son sumamente restrictivas, con lo que resultan difíciles de sostener en el tiempo, y pueden dar lugar a una serie de problemas de distinta gravedad, tales como dolores de cabeza, gota, piedras en la vesícula y dolencias renales. La pobreza de carbohidratos, más tarde o más temprano, se evidenciará en falta de energía. Lo mejor es siempre una dieta equilibrada que contemple todos los tipos de nutrientes.

Complete con semillas algunas de sus preparaciones

Las diversas semillas que la naturaleza ofrece y el mercado actual pone a nuestra disposición constituyen un verdadero tesoro alimenticio que, hasta hace no poco tiempo, nos negábamos a aprovechar, en buena medida, por falta de conocimiento acerca de sus cualidades nutricionales y los posibles modos de utilización. En realidad, mucha gente aún lo sigue haciendo. Si usted forma parte de ese grupo, abandónelo ya e incorpore a su dieta las semillas. Son sumamente nutritivas y en pequeñas dosis (ya que no carecen de contenido calórico e ingerirlas en exceso conspiraría contra el descenso de peso) conceden a las preparaciones un toque de sabor y textura inigualable. ¿Cómo utilizarlas? Se pueden agregar al relleno de panes y galletitas caseras, hacerlas formar parte de granolas, usarlas para coronar un postre, una ensalada o algún guisado o, simplemente, ingerirlas a modo de tentempié saludable entre comidas. De esa manera, usted logrará mayor variación y su dieta se tornará mucho más amigable, además de nutricionalmente rica. Pueden conseguirse en los grandes supermercados pero, donde sin dudas las hallará es en los comercios conocidos como "dietéticas" que se especializan en productos de este tipo y en venta al peso de cereales, semillas, frutas disecadas, etc. Algo muy importante: una vez adquiridas, lo más recomendable es guardarlas en la heladera para evitar que debido a su alto contenido de aceites se pongan rancias. A continuación, una más que sucinta guía acerca de los beneficios que proporciona cada una de ellas. En este punto usted ya sabe que existen las semillas, dónde se venden, cómo usarlas, de qué modo guardarlas y ahora sabrá qué ventajas específicas ofrece cada una de ellas. Ya no hay excusas para que no estén disponibles en su hogar.

Amapola

De delicado sabor y aspecto, constituyen un excelente sedante suave y natural, y también sirven para disminuir la tos. Su sabor es dulce y con toques almendrados, y suelen conseguirse en dos variedades: negras y blancas.

Chía

Comercializadas a partir de los últimos años, constituyen una de las fuentes vegetales más ricas de Omega 3, un tipo de lípido (grasa) especialmente cardioprotector. Es fundamental enjuagarlas a fondo antes de utilizarlas, en pos de retirarle ciertas sustancias amargas.

Girasol

La calidad de sus ácidos grasos ayuda a reducir el riesgo de sufrir problemas cardiovasculares, sus niveles de fósforo y magnesio favorecen un buen funcionamiento cerebral y la vitamina E (conocido antioxidante, esto es, sustancias que evitan parcialmente la degradación que sufren las células con el paso del tiempo) que contiene las hacen muy recomendables para nutrir la piel.

Lino

Muy ricas en vitamina E, los mucílagos (sustancias viscosas y transparentes que "se activan" en contacto con el agua) que contienen suavizan las paredes intestinales favoreciendo un buen tránsito y mejorando el funcionamiento digestivo en general. Procesarlas o molerlas antes de ingerirlas favorece su absorción y garantiza un mejor aprovechamiento de los nutrientes que contienen.

Sésamo

Su justo valor nutricional puede ser entendido si se conoce el hecho de que, en algunos lugares, sus semillas son conocidas como "calcio vegetal", debido a la gran cantidad que poseen de ese mineral. Por esa razón su ingesta es sumamente aconsejable en el caso de niños, durante el embarazo, la menopausia y en personas que sufren descalcificación u osteoporosis. También colaboran en la mejoría de la rigidez de las articulaciones. Vienen distintas variedades y todas ellas son de sabor exquisito y pronunciado, sobre todo cuando se las tuesta.

Zapallo

Además de ser un antiguo, conocido y excelente remedio natural para expulsar parásitos intestinales, son antiinflamatorias y sirven de ayuda para problemas de próstata.

Anímese a probar e incluir frutas exóticas en su alimentación

En este punto (el referido a las frutas) no vamos a presentarle un listado exhaustivo de, prácticamente, todas las que se encuentran disponibles en el mercado, como sí lo hicimos con las verduras, las hierbas y especias, y las semillas. La razón de ello es que, en general, el grueso de la gente sabe cómo consumir (y, de hecho, consume) banana, manzana, pera, durazno, melón, sandía, etc. Sin embargo, en los últimos años, han hecho su irrupción en el mercado ciertas frutas exóticas, todas ellas nutritivas y deliciosas, y que mucha gente no sabe aún cómo utilizar. ***La Dieta del Sentido Común***, como no podía ser de otra manera, lo incita a probarlas y le sugiere que incorpore a su alimentación todas aquellas que resulten de su agrado. A continuación, un breve listado explicativo acerca de esas extrañas presencias frutales que usted podrá encontrar en la verdulería de su barrio o el supermercado.

Mango

Fruto tropical de exquisito olor y sabor que ya se encuentra disponible en nuestras verdulerías y hasta lo hace en diferentes variedades. Es rico en antioxidantes (sustancias que impiden parcialmente la degradación que las células van sufriendo con el paso del tiempo) y, dependiendo de la variedad, tiene mayor o menor contenido de fibra, siendo los de mayor tamaño y color verde los menos fibrosos. Se lo puede degustar solo (unas gotas de limón realzan su sabor), con otras frutas o formando parte de postres o preparaciones de repostería, como tartas. También concede un toque fresco y especial a las ensaladas. Los paladares más audaces y entrenados en su consumo lo incorporan a platos de pescado, carne, ave o jamón.

Maracujá

Aromática por demás, muy sabrosa y un tanto ácida, se trata de una fruta que, debido a su acidez, va muy bien en platos salados (para aderezar pollo o sumar a alguna ensalada, por ejemplo) pero su uso más extendido es en preparaciones dulces, tales como la mousse, los licuados, los helados y productos de repostería, entre otros. Para utilizarla se la corta al medio con mucho cuidado –ya que, al hacerlo, la pulpa sumamente gelatinosa que contiene en su interior podría derramarse– con la idea de utilizar la misma cáscara a modo de recipiente. Luego, se puede usar la pulpa entera sin retirar las semillas (casi no tienen gusto y agregan un interesante toque crocante) o se filtra el jugo con un colador para retirar las semillas. Un secreto: cuanto más "fea", oscura y arrugada esté su cáscara, más aromático y sabroso resultará el maracujá.

Papaya

Se trata de una fruta blanda, muy jugosa y de consistencia cremosa cuyo sabor, en algún punto, recuerda al de ciertos melones, aunque su gusto es notablemente menos pronunciado. Es muy digestiva y, para consumirla, se la trata igual que un melón: se la corta al medio, se le retiran las semillas y se la pela. Debido a su sabor poco pronunciado va bien tanto en preparaciones saladas como dulces, aunque lo más extendido es usarla para estas últimas. En relación a las primeras va bien en algunas ensaladas y los paladares más audaces y entrenados en su consumo la incorporan a platos de pescado, carne, mariscos y aves. En cuanto a las preparaciones dulces, va muy bien en jaleas, almíbar, helados, licuados, tortas o sola.

Palta

Rica en vitaminas C y B9 y zinc, se consigue de diversas variedades, colores de piel y tamaños. Dependiendo de ello, algunas resultan más sabrosas que otras y lo mismo sucede con el contenido de agua y de fibra. Sin embargo, todas comparten algunas características en común: resultan tan aptas para preparaciones dulces como saladas (aunque, en general, se la use más como hortaliza que como fruta), tiene potentes propiedades anticolesterol debido a la enorme cantidad de "grasas buenas" que contiene y, como es de un contenido calórico alto, siempre debe ser consumida con medida. No le estamos diciendo que no coma palta, sino que no lo haga en exceso: el límite máximo es tres veces por semana. Su sabor es suave, levemente mantecoso y recuerda al de la nuez y la avellana. Para abrirla, hay que cortarla longitudinalmente hasta el hueso, dándole la vuelta completa al fruto. Seguidamente girar las mitades en sentido contrario una de la otra hasta que se desprende el hueso de una de ellas. Se retira el hueso, se la pela con los dedos o el cuchillo, y ya está lista para usarla en rodajas o picada. Va perfecta en cualquier ensalada, sobre una sopa, guiso o rodaja de carne. También puede comerse sola aliñada con limón y sal, forma parte de algunos sushis y es la base del guacamole, salsa espesa y fresca que también lleva cebolla, limón, tomate y algún picante. Debido a su gran contenido graso, puede y suele usarse como "manteca vegetal".

Incluya legumbres y cereales en sus comidas

Las legumbres son las semillas contenidas en la vaina de las plantas conocidas como "leguminosas": garbanzos, porotos, lentejas, arvejas y habas, son las más comunes.

Los cereales, por su parte, son los granos o semillas de las plantas gramíneas y se venden generalmente en los comercios especializados en productos dietéticos, donde es posible encontrar trigo burgol, arroz integral, arroz yamaní, trigo pelado, avena arrollada, cebada perlada, mijo pelado, etc.

Ambas –legumbres y cereales– son ricas en carbohidratos complejos y en fibras, y contienen también dosis menores, aunque nada despreciables, de proteínas, vitaminas y minerales.

Como todo alimento rico en carbohidratos no tienen un contenido calórico muy bajo, pero resultan una excelente opción para enriquecer platos, sobre todo en lo relativo a comidas de invierno (guisos y sopas) haciendo que provoquen mayor sensación de saciedad.

Elija siempre cortes de carne magra

La carne es muy bienvenida en una dieta adelgazante. Es una proteína de primera calidad y provoca una sensación de saciedad que resulta muy persistente. Sin embargo, su grasa no lo es: suma una importante cantidad de calorías y, debido a ser del tipo "saturada", es perjudicial para la salud porque contiene altos niveles de colesterol. La solución es, entonces, optar por los cortes magros (paleta, cuadril, peceto) y, aún así, retirarle toda la grasa que aún pudiera llegar a tener. ¡Y cuidado con los cortes que tienen "grasa oculta" entre sus fibras musculares, tal como la entraña! Un último consejo: en el caso de la carne picada, no compre la que ya está molida. Elija un corte magro y haga que se lo piquen en su presencia. De esa manera, se asegurará de no estar ingiriendo grasas que no desea comer.

Además de carne, incluya una porción semanal de ave y otra de pescado

Tal como lo explicamos un poco más arriba en este mismo capítulo, todas ellas son proteínas animales, o sea, completas y de excelente calidad, y usted las necesita, entre otras cosas, para renovar los tejidos de su cuerpo.

Los pescados, en particular, son una excelente opción. Tienen cero contenido de grasas "malas" y el mercado actual ofrece multiplicidad de variedades para todos los gustos y presupuestos: merluza, mero, pejerrey, atún, salmón, lomito de mar, pez palo, besugo, lenguado, trilla, trucha, etc.

La carne de ave (pollo, que es la más extendida) también constituye una alternativa más para variar su dieta e incorporar proteínas de primera calidad. Fundamental: cómalo siempre sin piel, pues esta es muy rica en grasas "malas". De ser posible, además, prefiera los denominados "orgánicos" o de "campo", pues de lo contrario suelen contener hormonas y su peso estar hinchado con agua inyectada que desaparece con la cocción.

Prefiera los alimentos integrales o completos en detrimento de los refinados

Tal cual su nombre lo indica, se trata de alimentos íntegros, completos por lo cual, desde el mismo sentido común, ya se puede ir intuyendo que, necesariamente, tendrán más nutrientes que aquellos que no lo son. Además de resultar más alimenticios, las dos grandes ventajas que suponen son que tienen mayor contenido de fibra (con lo que ayudan a evitar la constipación intestinal y favorecen la desintoxicación general del organismo) y que suelen estar menos procesados o industrializados. Pero... ¡atención! Tampoco es cuestión de pensar que, por el hecho de ser integrales, pueden comerse de manera ilimitada aun cuando se desea bajar de peso. El arroz integral, por ejemplo, tiene más fibra que el blanco pero el contenido calórico es exactamente el mismo.

Incluya soja en su alimentación

Rica en isoflavonas que reduce los síntomas de la menopausia y las enfermedades renales, obesidad y diabetes, además de baja el colesterol y reducir el riesgo de enfermedad cardiovascular, la soja es un vegetal que posee un contenido proteico verdaderamente importante, lo cual lo distingue de manera notable de los vegetales en general, que suelen ser ricos en fibras, vitaminas y minerales, pero no en proteínas. Y, si bien estas no resultan tan completas como las que se obtienen de productos animales (básicamente, carnes, huevos y leche), al contrario que éstos no provocan aumento alguno del colesterol "malo" en sangre. Además, la gran cantidad de diversos productos derivados –y que, excepto el aceite solo suelen conseguirse en comercios especializados en productos dietéticos– permiten darle más variedad a una dieta. A continuación, sintetizamos las características de cada uno de ellos y explicamos algunas posibles formas de uso.

Aceite

Tiene un alto contenido de grasas poliinsaturadas ("buenas") por lo que resulta muy benéfico para el organismo y es más bien neutro en cuanto al sabor. Va bien en ensaladas y preparaciones cocidas, pero no es óptimo para freír.

Carne de soja

Es la harina de soja texturizada y constituye una alternativa a los productos cárnicos. Para usarla, se la remoja en agua durante unos 10 minutos, se escurre el agua que no haya sido absorbida y se condimenta igual que la carne vacuna. Va muy bien para hacer empanadas "de carne".

Harina

Es uno de los derivados de los porotos y resulta absolutamente libre de grasas, ya que primero se extrae el aceite y luego se obtiene la harina. Es una excelente fuente de fibras y proteínas. Mezclada con otras harinas permite hacer un pan de alto contenido proteico.

Leche

Es una alternativa a los productos lácteos y, en rigor de verdad, es más bien un jugo que una leche. Se produce o bien a partir de los porotos o bien de la harina libre de aceite, y es una buena fuente de fibras y proteínas libre de colesterol. Se puede hacer de forma casera o comprar la que industrializada que suele presentarse en gusto neutro o saborizada.

Miso

Pasta que consiste en un fermento de cereales, soja y sal marina. Es sumamente sabrosa (y, por ello, también lo es su riqueza en sodio). Se usa de manera muy similar a la salsa de soja, pero resulta menos dulce.

Poroto

Es el derivado primario que da origen a todos los otros. Va muy bien en guisos, sopas y ensaladas. Se consigue seco y en conserva. Por supuesto, es preferible el primero, pero requiere de remojo prolongado y de una cocción larga. Por el contrario, en el caso de la conserva se trata de abrir, enjuagar y usar.

Salsa

Se prepara a partir de los porotos y, si bien es bastante salada, también tiene un acentuado sabor dulce debido a que contiene caramelo en su composición. Es muy sabrosa y le agrega un exquisito y particular toque oriental a los vegetales, las pastas y a carnes varias. ¡Atención! Es muy rica en sodio.

Tofu

Tiene vitamina K, que favorece la coagulación. Es el queso que se obtiene de la leche de soja coagulada y prensada para darle consistencia. Se expende en bloques sólidos conservados en agua. Generalmente, se vende en dos texturas. El tofu firme, de consistencia densa, que puede prepararse marinado, frito, salteado, picado en cubos o como un ingrediente más de una ensalada, y otro de textura más suave y cremosa, ideal para usar a modo de queso crema en aderezos y salsas.

Para aliñar inclínese por las salsas saludables y caseras

Un poco más arriba le hablamos de la inconveniencia que supone usar salsas industrializadas (mayonesa, ketchup, mostaza, etc.) al tiempo que le prometimos hacerle conocer salsas tan saludables como deliciosas. Y, como lo prometido es deuda, acá están:

- Yogur natural con aceite de oliva y ciboulette picada o una pizca de ajo en polvo. Especial para ensaladas, aunque también puede usarse sobre verduras cocidas.

- Jengibre fresco pelado y hervido, licuado con vinagre y miel. Le concede un toque oriental a ensaladas, guisos y preparaciones de wok.

- Dientes de una cabeza de ajo pelados y licuados con una botella de vino blanco. Especial para agregar a la cocción de salsas de tomate.

- Pulpa de ½ maracujá licuada con un puñado de nueces o almendras, miel y aceite de maíz o girasol. Toque agridulce para carne de cerdo y de pollo.

- Un puñado de hojas de albahaca, aceite de oliva, nueces y ajo, todo procesado, es el clásico *pesto*. Se lo puede variar y utilizar cilantro en lugar de albahaca o una mezcla de albahaca, menta y perejil.

- La salsa casera de curry se puede hacer licuando caldo desgrasado, curry en polvo, cebolla rehogada y procesada, jugo de limón, fécula de maíz y –antes de usarla o guardarla refrigerada– llevando al fuego la preparación para que se espese.

- La salsa casera de mostaza también se puede obtener dejando en remojo en agua y aceite granos de mostaza, y luego licuando todo con aceite, vinagre y miel. En este caso hay que tener en cuenta que nunca se logrará la consistencia ni untuosidad de las industrializadas.

Puede realizarlas en el momento y usarlas o bien guardarlas convenientemente refrigeradas y utilizarlas después. La de jengibre y el vino con ajo se mantiene perfectamente durante meses.

Remueva la grasa que se forma en las superficies

A esta altura, seguramente usted ya tiene en claro que bajar de peso implica, entre otras cosas a hacer y medidas a tomar, declararle la guerra a las grasas, sobre todo a las "malas". Y una manera más de hacerlo es removiendo convenientemente la capa que se forma en la superficie de caldos, sopas y cacerolas. Para hacerlo, lo más conveniente es colocar en la heladera el recipiente en cuestión y, cuando el frío haya solidificado la grasa que contiene esa preparación, retirarla con una espátula o cuchara, y deshacerse de ella sin excepción. No ceda a la tentación de colocarla en otro plato para "darle gustito": recuerde que se tomó el trabajo de deshacerse de ella porque es perjudicial tanto para su silueta como para su salud.

Reemplace el azúcar por algún o algunos edulcorantes

Los endulzantes artificiales o edulcorantes –productos alimenticios sintéticos que poseen un alto poder endulzante y que aportan calorías en dosis mínimas– son una alternativa inmejorable para disminuir el consumo de azúcar, lo cual resulta primordial si se desea bajar de peso. No tienen contraindicación alguna, por lo que pueden consumirse libremente.

A continuación, detallamos las características de los principales edulcorantes que ofrece hoy en día el mercado:

Acesulfame-K

Es 200 veces más dulce que el azúcar y tolera altas temperaturas, por lo que puede utilizarse para la cocción.

Aspartamo

Entre 150 y 200 más dulce que el azúcar, el aspartamo es actualmente el endulzante más utilizado por la industria alimentaria. Es sensible a las altas temperaturas, por lo que no se lo aconseja para la cocción, ya que pierde su poder edulcorante.

Ciclamato

Es un edulcorante ampliamente utilizado por la industria, tanto alimentaria como farmacéutica. Es 30 veces más dulce que el azúcar.

Estevia

Se trata de un producto relativamente nuevo en el mercado (lleva poco años comparado con el resto de los endulzantes que componen este listado) y también se lo conoce como "yerba dulce" (*Kaa ehé*, en idioma guaraní), denominación que le daban los aborígenes que la vienen utilizando desde hace más de un milenio. Por ser un producto 100% natural es la opción ideal para quienes tienen tendencias vegetarianas o naturistas. Resulta 300 veces más dulce que el azúcar y es muy estable a altas temperaturas, lo que lo vuelve recomendable para la cocción. Si bien su sabor es distinto a los demás productos, es la opción más saludable.

Sacarina

Se trata de una suerte de edulcorante "histórico", pero que aún se sigue usando básicamente en gelatinas, helados, bebidas, jugos y otros productos dietéticos industrializados. Es 300 veces más dulce que el azúcar, muy estable en cualquier medio y al calor no pierde el poder edulcorante. Su gran inconveniente es que deja sabor un residual que buena parte de quienes lo han sentido caracterizan como "metálico".

Sucralosa

Es el único endulzante bajas calorías (de hecho, no las contiene) que se fabrica a partir del azúcar. Es 600 veces más dulce que este y, debido a que es muy estable a temperaturas elevadas, puede usarse para platos que requieren cocción. Es ampliamente utilizado en todo el mundo como ingrediente de alimentos procesados y bebidas de bajas calorías.

Incorpore dos litros diarios de agua

Ingerir diariamente 2 litros de agua (o su equivalente aproximado, 8 vasos) es un saludable hábito que nadie debería dejar de lado: ni quienes desean adelgazar ni quienes no tienen esa motivación. En rigor de verdad, no está científica y fehacientemente comprobado que ello ayude con el descenso de peso. Pero sí está probado que (de manera contraria a lo que se creía hace un tiempo) más agua ingerida no implica mayor peso y, lo que es más importante, ayuda al buen funcionamiento del organismo, permitiendo expulsar toxinas, hidratando la piel y contribuyendo a su belleza y lozanía, colaborando al buen funcionamiento de los riñones y del hígado, evitando la constipación intestinal y optimizando la absorción de los nutrientes contenidos en los alimentos, entre muchas otras funciones. Tomar agua en abundancia es como lavar el organismo por dentro. No lo olvide y acompañe su ***Dieta del sentido común*** con la ingesta de dos litros diarios.

Elija formas de cocción saludables

Las grasas son enemigas de las dietas y las "malas" (esto es, las saturadas y las trans) también lo son de la buena salud. Por lo tanto, inclínese por las formas de cocción que prescinden de ellas (por ejemplo, la fritura) y cueza sus alimentos al vapor, hervidos, al horno, a la plancha o a la parrilla. Mención aparte merece la técnica culinaria conocida como "rehogar" o "saltear" que se suele utilizar al principio de las salsas o en las preparaciones que se realizan en el wok. En ella, los alimentos son cocidos con un mínimo de aceite (por ejemplo, 2 o 3 cucharadas) con lo que no se trata de freírlos. ¿Que la fritura le da un toque de sabor especial y muy rico a las comidas? Sin ninguna duda. Por ello, entre otras cosas, ya le hemos hecho conocer en detalle hierbas aromáticas, especias, semillas y salsas caseras con las que usted podrá vestir de sabor sus platos sin necesidad alguna de freírlos. Además, ahorrará en aceite y en productos de limpieza, pues las frituras siempre suelen dejar bastante maltrecha a la necesaria higiene que toda cocina debe tener.

Derribando mitos:
"El aceite de oliva no engorda"

Falso. Todo aceite "engorda", pues es un lípido (grasa) y, como tal, es altamente calórico. Eso no quita que el de oliva sea una opción más que saludable, pues es muy digestivo, tiene muchos nutrientes y su sabor es muy agradable. En su justa medida, es una alternativa excelente, sobre todo y muy especialmente si se lo utiliza y se lo ingiere crudo.

Prepare los platos de manera que resulten atractivos

En este punto continuamos insistiendo con otra de las ideas fuertes de este libro: comer debe ser un placer. Y estar en plan de adelgazar no supone de manera alguna restarnos ese placer: solo se trata de cambiar las estrategias para lograrlo. Una vez que su comida ya esté preparada, es fundamental que arme el plato de la manera más atractiva posible. ¿Recuerda que nuestras abuelas solían decir que "la comida entra por los ojos"? Pues bien: no se equivocaban en absoluto. La presentación de un plato, la vajilla en la que se lo coloca, los colores que posee o podemos darle, etc. son aspectos más que importantes a la hora de planificar y poner en práctica un determinado criterio de alimentación. Para comprobarlo, solo basta con prender la televisión y mirar por unos instantes todo el cuidado y afán con que los cocineros y cocineras "emplatan": colocan la porción en el medio de un gran plato que las excede, le hacen un serpenteante y colorido firulete de salsa alrededor, lo coronan con una ramita de alguna hierba aromática fresca (tomillo, orégano), etc. Haga usted lo posible por poner un empeño similar a la hora de embellecer sus platos: preséntelos en una vajilla que sea de su agrado, intente darle a la porción una forma atractiva y sírvala en una mesa donde le dé placer comer. Pero ése ya será el primer punto del próximo capítulo.

CAPÍTULO III

El momento de comer

Usted ya ha comprado sus víveres de acuerdo a nuestras indicaciones y los ha preparado también siguiéndolas. Ahora llega el último momento del proceso: sentarse a la mesa y comer. En este punto es cuando usted debe recordar –y, sobre todo y muy especialmente, poner en práctica– toda una serie de consejos que viene escuchando desde pequeño: que no hay que comer apurado, que es conveniente masticar mucho cada bocado, etc. Sobre ellos hablaremos un poco más adelante. Pero, antes, empecemos con algo tan simple como importante y que, generalmente, la mayoría de las dietas dejan de lado: la forma de poner la mesa.

Decore la mesa donde come

Retomamos en este punto el último apartado del capítulo precedente: comer debe ser un placer y mal podría serlo si ingerimos nuestros alimentos en un ámbito que nos parece desagradable. Y, a la hora de engalanar ese espacio, la primera zona a adecuar debe ser, sin duda alguna, la mesa donde se come. La premisa general a tener en cuenta es: invierta tiempo, energía e ingenio en hacer de la mesa donde come un lugar lo más agradable posible, de forma tal que experimente deseos de ir y de permanecer en ella. Algunas ideas: múnase de 2 o 3 manteles de colores que le resulten agradables y texturas que le parezcan atractivas, y cámbielos de tanto en tanto para evitar la rutina; coloque sobre la mesa algún objeto que sea de su agrado y tenga en cuenta que un jarrón con flores para el almuerzo o unas velas encendidas para la cena son siempre bienvenidos. Y, sobre todo y tal como lo dijimos hacia el final del capítulo anterior, sirva la comida en una vajilla que realmente le guste, cuyos colores le resulten agradables a la vista, su forma le sea cómoda y su textura le produzca placer al tocarla. Somos conscientes de que eso tal vez represente gastar una suma de dinero un tanto importante. Pero piense en todas las cenas y almuerzos agradables que podrá tener con un gasto que ha realizado sólo una vez.

Distribuya las ingestas

Existen dos mitos alimentarios (entre tantos otros) que deben ser desterrados. Uno de ellos es el que reza que para adelgazar debe pasarse hambre y ya hemos hablado de él en el capítulo I. El otro es el que sostiene (también erróneamente) que al hacer menos comidas diarias se adelgaza. Esto tampoco es así y, de hecho, la ciencia actual opina prácticamente lo contrario: que es preferible comer regularmente y en poca cantidad cada vez en lugar de ingerir grandes porciones en el almuerzo y en la cena dejando de lado el resto de las comidas. Muchas ingestas poco abundantes tienden a regularizar el funcionamiento del aparato digestivo, hacen que se quemen más calorías y que se eliminen más toxinas, todo lo cual contribuye al descenso de peso. Una manera de hacerlo es reemplazar las dos o tres comidas grandes que solemos estar habituados a tener por cinco o seis más pequeñas, tal como lo planteamos en los ejemplos de cómo implementar ***La Dieta del Sentido Común*** que aparecen casi hacia finales del presente volumen.

Opte por porciones de medianas a pequeñas

La comida está hecha y la mesa está dispuesta. Solo queda servir el o los platos y llevarlos hasta ella. ¿Cómo o hasta dónde llenarlos? He ahí otra cuestión importante a la hora de bajar de peso. En muchos hogares todavía existe la tradición de "llenar los platos", de colocarles tal cantidad de comida que es necesario hacer verdaderos malabares para que esta no se derrame en el camino que va desde la cocina a la mesa. Sin embargo, los platos rebosantes están absolutamente contraindicados en una alimentación adelgazante, por más que en su preparación se hayan seguido al pie de la letra las indicaciones de una comida saludable y dietética. Si desea adelgazar, es importante que comience a acostumbrarse de a poco, paulatinamente, a porciones más pequeñas. ¿Se quedará con hambre? No. Y en buena medida no lo hará porque se conectará con el acto de comer, cuestión principal que abordamos un poco más adelante en este mismo capítulo. Un truco: use platos más chicos.

Saque la panera de la mesa

Otro hábito a modificar. El pan es un alimento muy noble y, por ser casi carbohidrato puro, altamente energético pero rico en sodio. Y no está nada mal consumirlo en su justa medida, aun cuando se quiera bajar de peso. Pero volvamos al tema de la alimentación consciente y responsable: una cosa es decidir cuándo comer una o dos rodajas de pan (por ejemplo, en la merienda) y otra distinta es tener la panera al alcance de la mano durante el almuerzo o la cena y, "sin darnos cuenta", de manera automática, por inercia, por costumbre, estirar la mano y agregar a nuestra comida tres miñones o una flautita, con el consecuente incremento de calorías que ello supone. Por esa razón, para evitar tentaciones o simples acciones automáticas, lo mejor es retirar la panera de la mesa y sólo comer pan cuando así lo planeamos y decidimos hacerlo.

> **Derribando mitos:**
> **"Las aguas minerales saborizadas no tienen calorías"**
>
> Falso, pues en realidad depende del agua en cuestión. Para darle sabor y aroma a menudo se utilizan sustancias que, muchas veces, también poseen calorías y la única forma de saber si es así es tomándose el trabajo de leer la correspondiente etiqueta y nunca dar por sentado que están libres de calorías.

Conéctese con el acto de comer

Consejo principal de este capítulo y que dividiremos en varios subconsejos. Pero, en principio, quédese con esta idea "paraguas" que abarca las otras. A la hora de comer, dispóngase a darle a ese acto toda la importancia que se merece. La prisa o el desinterés nos hacen a menudo comer en "modo automático", sin darle importancia al hecho o, incluso, hasta sin darnos cuenta. Y ese es uno de los cambios de hábito más importantes a lograr. Si desea adelgazar, deberá conectar(se) con el acto de comer y con la comida, de modo que esta le "rinda" más y le provoque mayor saciedad con lo que, como lógica consecuencia, hará que usted coma menos.

Concédale al hecho de comer toda la importancia que se merece

El momento de la comida debe ser consagrado exclusivamente a ella, casi como una suerte de ritual en el que el centro de la atención está puesto en el acto de comer y durante el cual, por supuesto, no hay lugar para los malos climas ni las discusiones. Coma siempre relajado, sentado y no de pie, no lo haga mientras habla por teléfono ni cuando observa la pantalla de su computadora o trabaja en unas planillas o mira televisión. Concéntrese en el hecho de comer, de tomar contacto con la comida que está frente a usted, pasará a su boca, permanecerá allí unos instantes y, luego, llegará a su estómago. Sabemos que se trata de una reeducación difícil, que no es fácil lo que le estamos proponiendo, sobre todo para quienes deben, por ejemplo, almorzar en una breve pausa laboral o para las madres que, mientras lo hacen, tienen que darle de comer a su bebé al tiempo que cuidan que sus otros hijos no se peleen entre sí mientras comen. Pero, si se desea adelgazar y se quiere hacerlo de forma saludable, será necesario que se proponga –aunque sea de manera paulatina y gradual– darle al momento de comer toda la importancia que se merece y que hemos olvidado en los ajetreados tiempos que nos toca vivir.

Mastique bien cada bocado para lentificar el acto de comer

Este es, tal vez, el precepto más difundido y conocido a la hora de poner en práctica la teórica conexión con la comida que enunciábamos un poco más arriba.

Una vez que usted se encuentre con el plato enfrente y los cubiertos en sus manos, dé un "no" rotundo a la práctica tan común en nuestros días de engullir rápidamente la comida, haciendo que los bocados pasen por su boca primero y su garganta luego más rápidos que un rayo, casi sin disfrutar gusto alguno y con el riesgo de generar una mala digestión. Por el contrario, sea consciente de que tiene ante usted un plato de comida y hágase a la idea de que se va a tomar el tiempo necesario para degustarlo bocado a bocado. Tal vez no pueda lograrlo de una día para el otro, pero si se lo propone no hay duda de que lo irá consiguiendo de manera paulatina y ganará mucho con ese cambio. Masticar bien o repetidas veces cada uno de los bocados y, con ello, lentificar el acto de comer es importante para tener una mejor digestión y, como lógica consecuencia de ello, optimizar nuestro estado de salud. Además, contribuye a disfrutar más la comida, ya que un mayor tiempo de permanencia en la boca y en contacto con las papilas gustativas produce una degustación más profunda y placentera de los sabores. Pero, además de todo ello, resulta absolutamente fundamental para bajar de peso, debido a que permite lograr una mayor sensación de saciedad. La razón científica de ello es que la señal de saciedad tarda aproximadamente unos 20 minutos en llegar a nuestro cerebro. Como consecuencia de ello, si comemos rápido, podemos seguir ingiriendo comida una vez pasado el punto en que estamos saciados, porque desconocemos que lo estamos. Si, por el contrario, comemos despacio, tendremos el tiempo suficiente para darnos cuenta de que estamos satisfechos y hemos saciado el hambre. Lo ideal consiste en cortar bocados pequeños y masticarlos muy bien hasta lograr una pasta.

Cuide su respiración mientras come

Comer apurado, sin masticar convenientemente cada uno de los bocados va asociado, casi de manera indefectible, a un determinado patrón respiratorio, a una cierta forma de respirar que, por supuesto, no es la conveniente. Cuando se ingiere la comida a un ritmo acelerado, generalmente se respira de manera entrecortada, por la boca, con cierto aire de "desesperación". Podríamos decir que "se respira tal como se come". Entonces ¿qué mejor que respirar correctamente para comer también de manera adecuada? Cuando se respira de manera incorrecta y por la boca mientras se ingiere comida, también se están tragando grandes cantidades de aire (lo que, científicamente, se denomina "aerofagia") y ello repercute en una mala digestión, muchas veces plagada de más que molestos gases. ¿Cómo respirar correctamente mientras se come? Pues, haciéndolo calmada y lentamente por la nariz. ¿Le parece imposible? No lo es. Haga la prueba en este momento: cierre la boca, efectúe con ella el movimiento de masticación y, mientras lo hace, respire calma y acompasadamente a través de su nariz. Verá que ambas cosas son perfectamente compatibles. Luego, sólo deberá agregar el bocado dentro de su boca.

Entre bocado y bocado deje los cubiertos

Este es un simple y muy recomendable consejo a la hora de lentificar el momento de comer, masticar bien cada bocado y respirar correctamente mientras lo hace. Tener los cubiertos en la mano mientras se está masticando la comida produce (generalmente a nivel subconsciente) una necesidad de apurar el acto de comer. Por el contrario, dejarlos sobre la mesa y al costado del plato entre bocado y bocado contribuye notablemente a hacer que el momento de la comida transite de manera más plácida y transcurra de forma más lenta. Insistimos con lo dicho hasta ahora: si la idea de comer más lento, de respirar por la nariz durante la comida y de dejar los cubiertos sobre la mesa entre bocado y bocado le parece un programa demasiado exigente, vaya de a poco. Incorpore primero un hábito y luego otro. De la misma manera en que no tiene porqué comer apurado, tampoco hay prisa para que reeduque sus hábitos. Hay tiempo para que usted haga el proceso de acuerdo a sus pautas y a sus necesidades. Después de todo, una vez incorporados los nuevos y saludables hábitos, los mantendrá de por vida.

Derribando mitos: "El azúcar rubio o negro engorda menos que el blanco"

Falso. No hay diferencias significativas. El azúcar negro o rubio (no refinado) tiene apenas un poco menos de calorías que el blanco y tal diferencia no resulta realmente importante. Sí es importante tener en cuenta que aporta algo más de vitaminas y minerales, y que es más sabroso que el blanco. El azúcar negro es rico en vitaminas A, B1 y B2.

Tenga en cuenta que no es imprescindible "limpiar" el plato ni repetirlo

En general la mayoría de nosotros provenimos y pertenecemos a la cultura latina. Quien más, quien menos, tiene uno o varios antepasados españoles o italianos y muchos de ellos han sufrido grandes privaciones en su tierra de origen. Es por ello que, de manera muy comprensible, mantuvieron y han transmitido una serie de preceptos acerca del valor supremo de la comida: esta no debe tirarse, el plato servido siempre debe comerse en su totalidad, es bueno "repetir" el plato, etc. Valorar la comida está muy bien y ello no es motivo de discusión. Pero lo cierto es que cuando no se está en un momento de grandes privaciones y se desea bajar de peso, esas normas o consejos más que respetables dejan de ser adecuados. Por ello, además de comenzar a acostumbrarse a ingerir porciones que tengan un volumen entre mediano y pequeño, también sería conveniente que no se sintiera obligado de manera alguna a comer todo lo que se ha o le han servido en el plato y que se desacostumbre a repetirlo. Su silueta será la primera agradecida con esos cambios de hábito.

CAPÍTULO IV

Los momentos de riesgo

A medida que avance en la puesta en práctica de ***La Dieta del Sentido Común*** es más que probable –casi podríamos decir, seguro– que deba superar ciertos momentos de riesgo o situaciones un tanto difíciles que pondrán a prueba su voluntad para proseguir con la tarea de cambiar sus hábitos alimentarios en pos de bajar de peso y ganar en salud.

Tener una idea previa de cuáles pueden ser esos momentos en los que su fuerza de voluntad, su disciplina, su sentido común y su buen desempeño serán puestos a prueba resultará de gran ayuda para enfrentarlos sin sorpresa y con previsión. A continuación le hablamos de ellos.

La meseta del desánimo

El surgimiento de crisis es común a todos los caminos de crecimiento personal. Y reaprender a comer para hacerlo de manera saludable, y que permita bajar y mantener el peso, es uno de ellos. Por lo tanto, tenga por seguro que surgirán instancias críticas en el camino y que usted deberá superarlas y seguir adelante. Una de ellas, muy posiblemente, tenga que ver con la aparición de sentimientos de desánimo, los cuales suelen hacerse presentes cuando se percibe que no se logran en tiempo y forma los objetivos deseados o, simplemente, soñados. Por ejemplo, usted ya lleva un tiempo cuidando su alimentación, ha seguido al pie de la letra las indicaciones de ***La Dieta del Sentido Común*** y, en lugar de ver en el espejo un cuerpo espectacular, solo percibe una humilde reducción de su abdomen y unos muslos apenas más delgados. Y el desánimo se apodera de su alma y hace que se pregunte: "¿Vale la pena hacer todo el esfuerzo que estoy haciendo?". Por supuesto, la respuesta es enfáticamente afirmativa, pero.... ¿cómo implementarla y sostenerla desde el desánimo que lo aqueja? En esos momentos puede, simplemente, continuar adelante redoblando su voluntad o, lo que es mucho mejor, buscar el apoyo y consejo de una persona que lo contenga y lo escuche, tal vez alguien que ya haya pasado por la experiencia de haber atravesado una dieta de larga duración y conozca todas las instancias que esta conlleva. Pero lo importante será que no se deje vencer por el desánimo y sus funestas consecuencias, y que recuerde que todo lo que vale la pena requiere de esfuerzo.

¡Cuidado con la comida como sustituto emocional!

No siempre se come porque se experimenta apetito, porque el cuerpo "lo pide". Muchas veces y sin darnos cuenta nos gratificamos (o intentamos hacerlo) con comida en pos de suplir ciertas carencias emocionales, con el objetivo inconsciente de "alimentar el alma" que se encuentra un tanto maltrecha. Seguramente, usted ha pasado, como todos, por una situación de ese tipo: estaba deprimido, fue al quiosco y se compró dos chocolates que ingirió frente al televisor; llegó de muy mal humor a su casa luego de una discusión con su jefe, por lo que antes pasó por la heladería, se compró un kg de helado y se lo comió directamente del pote usando una cuchara sopera, etc. ¡Cuidado con esas actitudes! Es primordial que usted comience a registrar cuándo ingiere comida porque tiene apetito y cuándo lo hace para tapar un "bache" anímico, de modo tal que pueda evitar esto último. Tenga en cuenta que cuando usted usa la comida a modo de sustituto emocional para enmendar carencias, no resuelve el problema emotivo, pero suma gramos a la balanza y, seguramente, también sentimientos de culpa por "haber cometido el pecado" de salirse de la dieta. Lo dicho: aprenda a reconocer esa actitud de forma tal de poder detenerse a tiempo y no sufrir todas las consecuencias negativas que conlleva.

Al borde del temido atracón

Darse un atracón (o estar a punto de hacerlo) no es, ni remotamente, lo ideal. Pero, como muchas otras cosas que no son las ideales, aun así suceden. Y convengamos en que le puede pasar a usted: aun sin atravesar una situación emocional como la que describíamos en el punto anterior, es posible que en algún momento se enfrente a una instancia de debilidad en la que tenga ganas de mandar la dieta al diablo y de sumergirse hasta hundirse en el placer de comer en forma desmesurada algún alimento prohibido: un pote de dulce de leche engullido a cucharadas, casi media torta rellena con crema chantilly y bañada en chocolate, etc. Por supuesto, antes de explicar qué hacer una vez que se ha cometido un atracón, lo justo y necesario, lo verdaderamente preventivo: aclarar cómo evitarlo. Básicamente, hay dos frentes a tener en cuenta para hacerlo: el físico y el psicológico.

En cuanto al primero de ellos, lo primordial es que evite sentir apetito y, mucho menos, hambre, tema que ya hemos abordado varias veces a esta altura del volumen. Efectivamente, resiste mejor la vista de una tentadora porción de selva negra o de lechón adobado quien está satisfecho que quien se encuentra "muerto de hambre". Aún así, siempre es bueno dejar en claro y tener en cuenta que, en general, no se cae en atracones por hambre sino por ansiedad, término científico que refiere más o menos a lo que coloquialmente podemos entender como nervios y/o angustia. En efecto –y contra lo que muchos pueden o podrían pensar– un atracón no es algo así como una explosión repentina de hambre acumulada, sino más bien un estallido de angustia o nervios. Por ello, el frente de combate más difícil es el psicológico, el mental, aquel que ante una deseable y abundante porción de un alimento prohibido puede hacer que usted piense: "Ya hice muchos días de dieta y mañana puedo comenzarla nuevamente. ¿Qué voy a perder si me como media docena de cañoncitos con dulce de leche o ½ kg de helado de chocolate?". Para empezar, le decimos que, efectivamente, perdería y mucho, ya que podría –por un impulso fruto de la indisciplina– recuperar parte del peso que tanto le ha costado perder de manera racional y disciplinada, y de lo que tan orgulloso se siente. Entonces... ¿qué hacer en ese gran momento de riesgo, cuando usted se encuentre al borde del precipicio del atracón? En principio, recuerde el nombre del plan alimentario que ha elegido seguir: ***La Dieta del Sentido Común.*** ¿Le parece de sentido común tirar por la borda días y, tal vez, hasta semanas de esfuerzo solo por ceder al impulso de un momento? Piense, recapacite, contrólese, deténgase a tiempo. Si, aún después de meditarlo, su deseo de abalanzarse sobre el "fruto prohibido" aún no ha desaparecido, pruebe con el siguiente ejercicio de disociación:

- Salga de su cuerpo. Esto es: haga el esfuerzo mental de imaginarse que es capaz de salir de su cuerpo y que –tal como se ve en algunas películas– puede alejarse de él y contemplarse desde afuera. ¿Qué es lo que ve? Tal vez un equilibrado padre o madre de familia, quizás un o una profesional respetable y respetado/a, hasta quizás un líder comunitario que está a punto de dejarse llevar por sus impulsos, alguien que no es capaz de permitirle a su sentido común y a su racionalidad que gane la partida... ¿Le gusta ese panorama? Si la respuesta es negativa, aún está a tiempo de cambiar su visión: simplemente, no ceda a la tentación y continúe con su dieta.

- Si, pese a todo lo indicado, usted no ha podido hacer algo al respecto y ha caído en el atracón, de nada valen las culpas y/o los remordimientos. Ahora se trata de ponerse nuevamente en vereda, de seguir la dieta y de ayudar con actividad física regular a bajar esos gramos o kilos que, tenga por seguro, acusará su balanza luego del atracón. Y un consejo fundamental para el día después: nada de ayuno. Es mejor hacer por lo menos cuatro comidas, pero más livianas. De esa manera el organismo recibirá dosis equilibradas de hidratos de carbono, proteínas, grasas, minerales y vitaminas, y se encontrará en mejores condiciones metabólicas para quemar el tejido adiposo. Además, es también la mejor forma de no tener mucho apetito y, por lo tanto, de estar en mejores condiciones para evitar posibles nuevas tentaciones.

Derribando mitos: "Los productos *diet* o *light* se pueden consumir libremente"

Falso. En la mayoría de los casos, lo *diet* se aplica para designar alimentos con bajas calorías, mientras que la denominación *light* se utiliza para el caso de un alimento "aligerado" en alguno de los componentes de su fórmula habitual, por ejemplo, reducido en grasas, liviano en sodio, etc. Pero tales denominaciones no están absolutamente estandarizadas a nivel mundial, por lo que la única garantía al respecto consiste en leer la etiqueta, conocer el contenido calórico ("engordante") y actuar en base a ello. Si las calorías por porción resultan muy altas y/o la porción es muy abundante, la ingesta de ese alimento provocará un aumento de peso, por más *diet* o *light* que sea. Esos productos son muy útiles en una dieta adelgazante siempre que se los consuma en su justa medida.

Picar entre comidas

Tal como lo exponemos varias veces a lo largo del presente libro, ***La Dieta del Sentido Común*** no propone que existan grandes intervalos de tiempo entre una ingesta y otra. De hecho, y tal como es posible apreciar en los ejemplos de cómo implementarla, propone cuatro comidas principales (desayuno, almuerzo, merienda y cena) a las que suma dos colaciones, una entre el desayuno y el almuerzo, y otra entre el almuerzo y la merienda. ¿Significa eso que el programa alimentario que le proponemos es casi como "picar entre comidas"? No. Nuestra dieta le aconseja distribuir las calorías y los nutrientes de cada día en un mayor número de ingestas que las tradicionales (seis en lugar de cuatro) pero supone que todas esas porciones de comida se harán en el momento indicado y con los ingredientes aconsejados. El hábito de "picar entre comidas", por el contrario, suele ser caótico y es terreno más que fértil para darle cabida a alimentos con un alto contenido calórico: un paquete de papas fritas, un alfajor, algunas galletitas dulces, unos bizcochitos de grasa, etc. Por ello, recuerde: sí a distribuir las ingestas, no a picar entre comidas.

Ir a un restaurante

Cuando se está en plan de adelgazar, el hecho de comer afuera también es percibido como un momento de riesgo, aunque no tendría por qué serlo. Si bien, y al contrario de lo que sucede cuando comemos en nuestro hogar, no podemos tener un 100% de control sobre los ingredientes y las formas de preparación de los platos, sí podemos hacerlo en un porcentaje menor nada desdeñable. Y, además, volvemos a las palabras clave del nombre de nuestra dieta: sentido común. Esa debe ser su guía primera, el sentido común que le dirá que, aun sentado a la mesa de un restaurante, no es lo mismo pedir una porción de pescado grillado acompañado de una canasta de vegetales al vapor que unos ravioles a los cuatro quesos. Pero como al sentido común también hay que ayudarlo y el presente volumen está para hacerlo, presentamos una serie de sencillos consejos para que pueda elegir restaurantes y comer en ellos sin dejar de lado la dieta que se ha propuesto hacer.

- Evite los fast-foods. Si va a darse el gusto de comer afuera, no lo haga en esos lugares despersonalizados, estandarizados y que cuentan con innumerables desventajas, no sólo para quien está llevando a cabo la ***Dieta del Sentido Común***, sino para cualquier persona que tenga en mente alimentarse de manera racional y saludable. En general, todas las preparaciones que se expenden en las grandes cadenas de comida rápida tienen exactamente las características que usted debe evitar: están altamente procesadas, son muy ricas en grasas saturadas o "malas", muchas de ellas están fritas (cocción poco recomendable), contienen abundante sodio y los menúes suelen venir acompañados de una bebida gaseosa. ¿Necesita algún dato más para ir a comer a otro tipo de establecimiento?

- No descarte los restaurantes que se rigen por el sistema de tenedor libre. Aun cuando pudiera pensarse lo contrario, resultan una excelente opción para quien está haciendo una dieta adelgazante. Si usted sigue los consejos que damos en este libro en pos de tener un mayor conocimiento nutricional y adopta una actitud responsable ante la comida, hasta se podría decir que es casi la alternativa inmejorable: en ellos, encontrará ensaladas de las más variadas, seguramente podrá pedir una porción de pollo o de carne vacuna recién asada y, hacia el final, podrá regalarse un generoso plato de frutas que usted mismo podrá armar.

- Sea cual sea la alternativa elegida, en cuanto ocupe la mesa, pida que le retiren la panera. Si aún no se encuentra en ella, solicite que no le traigan pan ni manteca.

- Cuando tenga el menú en sus manos para elegir el pedido, recuerde que puede preguntarle al camarero por los ingredientes de los platos que no están especificados en el menú, de manera tal de hacerse una idea acabada de si la preparación en cuestión resulta o no adecuada para su dieta. Muchas veces los platos tienen nombre de fantasía ("Ensalada Hawai", "Carne a la siciliana") y solo conociendo sus ingredientes sabrá si su ingesta resulta o no pertinente a su objetivo de bajar de peso.

- Nunca pierda de vista que usted es el cliente y, por lo tanto, es quien va a poner el dinero, por lo que no es necesario que pida los platos exactamente como se los describe en el menú. Cualquier alteración que considere necesaria puede ser expresada al camarero y debe ser tomada en cuenta: sacar algún ingrediente del plato, prepararlo sin sal, etc.

- Tenga en cuenta que lo más recomendable es no ordenar los platos del día o los menús completos, sino armarlo usted mismo en base a las opciones disponibles en el menú y a las indicaciones de ***La Dieta del Sentido Común.***

- En cuanto a las entradas, evite las picadas y las tablas de fiambres y/o de quesos con panes. Ya sabemos que son exquisitas, pero así como son de ricas también son de perjudiciales para su salud y su silueta. Algunas alternativas viables son de entradas son la siguiente:
  –Verduras asadas o al vapor.
  –Muzzarella caprese (con tomate, albahaca y unas gotas de aceite de oliva).
  –Un mezclum de hojas verdes.
  –Una porción de espárragos aliñados con vinagreta.
  –Una ensalada de vegetales sin papas.

- Para el plato principal, las carnes grilladas (incluidos los pescados y el pollo, por supuesto) acompañadas de alguna ensalada o bien las pastas sin relleno y con una salsa sencilla como pesto o fileto, son las mejores opciones.

- En los postres, la cosa se complica un poco más. Una fruta o un plato de las mismas suele ser la alternativa mejor y más segura.

CAPÍTULO V

Recetario

A continuación, le presentamos una serie de recetas ideadas de acuerdo a los criterios enumerados y explicados en el capítulo II. Son solo un mínimo muestrario de las casi infinitas posibilidades que usted tiene de cocinar tan saludable como gustosamente, y en pos de obtener el objetivo de bajar de peso. A partir de ellas y con toda la información pormenorizada que contiene el presente volumen, la idea es que usted termine creando sus propias recetas o bien adaptando los criterios de la ***Dieta del Sentido Común*** las que ya conoce y gozan de su agrado.

Entradas, sopas y ensaladas

Sopa de champiñones

Ingredientes:

1 litro de caldo desgrasado.
1 bandeja de champiñones frescos, limpios y cortados en láminas.
1 cebolla picada.
1 diente de ajo picado.
1 papa grande o 2 pequeñas peladas y cortadas en cubos pequeños.
1 cucharada de perejil fresco picado.
2 cucharadas de aceite de girasol
Sal y pimienta recién molida a gusto

Preparación:

1) Calentar el aceite en una cacerola grande y rehogar la cebolla durante un par de minutos. A último momento, agregar el ajo y cocinar unos segundos más.
2) Añadir el caldo y la papa, salar, y cuando llegue a punto de ebullición, bajar el fuego al mínimo y cocinar durante 15-20 minutos hasta que la papa quede bien tierna.
3) Retirar del fuego y licuar o procesar hasta obtener una preparación lo más homogénea posible.
4) Volverla al fuego, incorporar los champignones y cocinar 10 minutos más.
5) Servir bien caliente espolvoreada con la pimienta recién molida y el perejil.

Sopa de cebollas gratinadas

Ingredientes:

1 litro de caldo desgrasado.
500 g de cebollas peladas y cortadas en aros muy finos.
2 cucharadas de aceite de girasol.
1 cucharada de azúcar.
1 diente de ajo picado.
2 cucharadas de vinagre de vino.
1 taza de vino blanco seco.
½ cucharadita de orégano picado.
Pimienta recién molida a gusto.
Queso rallado light a gusto.
Sal a gusto.

Preparación:

1) Calentar el aceite en una cacerola grande, agregar el azúcar y tostarla. Añadirle la cebolla, el ajo, el vinagre y el vino, y cocinar destapado y a fuego bajo hasta que la preparación se espese y se reduzca.
2) Verter el caldo y cocinar 15 minutos más, también a fuego bajo. Sazonar con el orégano, la pimienta y salar.
3) Servir la sopa en tazones y colocarle encima una fina capa de queso rallado.
4) Llevar a horno mediano y gratinar hasta que la superficie se dore. Servir enseguida.

Sopa crema de zapallo

Ingredientes:

1 litro de caldo desgrasado.
2 tazas de zapallo sin semillas, pelado y cortado en cubos.
½ cebolla picada.
1 diente de ajo picado.
1 cucharadita de semillas de coriandro.
2 cucharadas de aceite de girasol.
6 cucharadas de queso blanco o crema light
Sal a gusto.

Preparación:

1) Colocar los cubos de zapallo, la cebolla, el ajo, las semillas de coriandro y el aceite en una cacerola grande, y rehogar un par de minutos, revolviendo de cuando en cuando.
2) Agregar el caldo, salar y cocinar a fuego lento hasta que la calabaza se deshaga.
3) Agregarle el queso blanco o crema *light*, salar y procesar o licuar hasta formar una preparación homogénea.
4) Servir bien caliente.

Ajo blanco (sopa fría)

Ingredientes:

1 litro de agua helada.
½ taza de almendras.
4 dientes de ajo picados.
4 rebanadas de pan sin corteza, remojado en agua y escurrido.
1 pocillo de aceite de oliva, preferentemente extra virgen.
2 cucharadas de vinagre de vino blanco.
Sal entrefina a gusto.

Preparación:

1) Dejar las almendras durante unos minutos en agua hirviendo, colarlas y, cuando se enfríen, pelarlas y procesarlas o molerlas en un mortero junto con el ajo y la sal hasta formar una pasta fina.
2) Agregar el pan y seguir procesando hasta lograr una preparación lo más homogénea posible. Incorporar muy lentamente el aceite a la pasta obtenida y, luego, hacer otro tanto con el vinagre.
3) Añadir el agua helada y colocar la sopa en la heladera para enfriar por completo.
4) Antes de servir, darle un golpe de unos 15 minutos en el freezer.

Tofu condimentado

Ingredientes:

2 rebanadas de tofu extra firme de aprox. 1 cm de espesor y del tamaño aproximado de una hamburguesa.
2 cucharadas de aceite de oliva extra virgen.
2 cucharadas de aceto balsámico.
1 cucharadita de extracto de tomate.
1 cucharada de salsa de soja.
Sal a gusto.

Preparación:

1) Mezclar 1 de las cucharadas del aceite de oliva y otra de aceto balsámico, y macerar el tofu con la mezcla obtenida durante unas 2-3 horas.
2) Preparar una salsa mezclando el resto del aceite de oliva y del aceto, el extracto de tomate y la salsa de soja, y verterla sobre el tofu.
3) Salar, dejar en reposo un par de minutos y servir.

Endibias crujientes

Ingredientes:

5 rabanitos cortados en láminas muy finas.
1 rama de apio cortada en rodajas muy finas.
Hojas de 1 endibia.
2 cucharadas de aceite de oliva.
3 cucharadas de yogur natural descremado.
1 cucharada de ciboulette picada.
Sal a gusto.

Preparación:

1) Poner en un recipiente las rodajas de apio y las láminas de rabanitos, y aderezarlas con el aceite de oliva y el yogur. Salar y mezclar bien.
2) Rellenar las hojas de endibia con la mezcla obtenida y espolvorear con la ciboulette picada.

Caponata (antipasto agridulce de berenjena, cebolla y apio)

Ingredientes

6 berenjenas sin pelar, cortadas en rodajas y luego en cuartos.
2 cebollas cortadas en juliana.
1 pocillo de aceite de oliva.
1 blanco de apio cortado en rodajas.
4-5 hojas de apio picadas.
5 tomates cortados en cubos.
1 pocillo de vinagre de vino.
1 cucharada de azúcar.
10-12 aceitunas verdes descarozadas y cortadas al medio.
1 cucharada de alcaparras.
Sal y pimienta a gusto.
2 cucharadas de perejil picado.

Preparación:

1) Colocar la mitad del aceite en una sartén y rehogar las berenjenas hasta que estén doradas, unos 5 minutos, revolviendo cada tanto.
2) Retirar con una espumadera y escurrir en un papel de cocina. Reservar.
3) Añadir el resto del aceite en la misma sartén y rehogar la cebolla hasta que transparente. Agregar el apio (el blanco y las hojas) y los tomates, y cocinar durante 10 minutos más.
4) Incorporar el vinagre, el azúcar, las aceitunas y las alcaparras, siempre revolviendo, y cocinar otros 10 minutos.
5) Por último, agregar los trozos de berenjenas, sazonar con sal y pimienta, y cocinar 5 minutos.
6) Retirar del fuego, incorporar el perejil y revolver bien. Dejar reposar en la heladera de un día para el otro para que los sabores se mezclen.

Brochette vegetariana

Ingredientes:

1 bandejita de champignones frescos y limpios.
1 morrón rojo sin semillas ni nervaduras cortado en rectángulos no muy grandes.
1 morrón verde sin semillas ni nervaduras cortado en rectángulos no muy grandes.
1 choclo cortado en trozos.
1 cebolla colorada cortada en rectángulos de un tamaño similar al de los morrones.
¼ kg de tomates cherry.
1 pocillo de aceite de oliva.
Sal a gusto.

Preparación:

1) Pinchar en los palitos de brochette los vegetales intercalándolos uno a uno, dejando enteros los tomates cherry y los champignones.
2) Pincelar las brochettes con el aceite de oliva, salarlas, colocarlas en la parrilla, la plancha o la sartén, y dejarlas hasta que se comiencen a dorar.
3) Darlas vuelta y cocinarlas del otro lado.

Albondiguitas de germen de trigo

Ingredientes:

1 taza de germen de trigo.
1 taza de miga de pan integral.
½ taza de leche descremada.
1 taza de ricota descremada.
1 cebolla picada.
2 huevos.
1 cucharada de perejil fresco.
Aceite, cantidad necesaria.
Sal a gusto.

Preparación:

1) Extender la ricota sobre un paño limpio y seco, encerrarla en él y retorcer con las manos para eliminar el exceso de suero. Colocarla en un bol, y mezclarla con el germen de trigo y con la miga previamente procesada con la leche.
2) Agregar la cebolla junto con los huevos, el perejil picado y la sal, y mezclar bien hasta obtener una preparación homogénea. Con los dedos ir formando albóndigas pequeñas.
3) Colocar una pequeña cantidad de aceite en una asadera e ir poniendo sobre ella las albondiguitas.
4) Cocinarlas en horno a fuego mediano durante 30 minutos o hasta que estén doradas por fuera y cocidas por dentro.

Ensalada ácida

Ingredientes:

2 tazas de blanco de hinojo cortado en juliana muy fina.
2 manzanas verdes sin corazón ni semillas, peladas y cortadas en cubos.
3 cucharadas de yogur natural descremado.
2 cucharadas de aceite de girasol.
1 cucharada de vinagre de alcohol.
1 cucharada de menta fresca picada.
Sal a gusto.

Preparación:

1) Colocar el hinojo y las manzanas en un bol. Reservar.
2) En un tazón pequeño mezclar el yogur, el aceite y el aceto balsámico.
3) Sazonar los vegetales con la mezcla obtenida, salar, mezclar y espolvorear con la menta.

Ensalada tabuleh

Ingredientes:

2 cucharadas de trigo burgol previamente remojado e hidratado.
6 tomates peritas sin semillas, cortados en cubos.
2 cebollas de verdeo cortadas en rodajas finas.
1 puñado de hojas de perejil fresco picadas.
1 cucharada de hojas de menta fresca picadas
2 cucharadas de aceite de oliva extra virgen.
Jugo de 1 limón.
Sal y pimienta negra a gusto.

Preparación:

1) Colocar todos los ingredientes (menos la lechuga) en un bol, mezclar bien y dejar reposar unos 15-20 minutos, para que se impregnen los sabores.

Ensalada con cítricos

Ingredientes:

1 planta de lechuga cortada en juliana fina.
1 planta de espinaca cortada en juliana fina.
1 tomate cortado en rodajas.
2 naranjas peladas y cortadas en gajos sin las semillas ni la piel.
1 pomelo pelado y cortado en gajos sin las semillas ni la piel.
2 cucharadas de jugo de limón.
2 cucharadas de jugo de naranja.
3 cucharadas de aceite de girasol.
1 cucharada de semillas de sésamo tostadas.
Sal a gusto.

Preparación:

1) Preparar una vinagreta mezclando el jugo de limón y de naranja, el aceite y la sal. Reservar
2) Colocar en un bol la lechuga, la espinaca, el tomate, las naranjas y el pomelo, verter sobre ellos el aliño preparado, y revolver bien para que todos los ingredientes se mezclen.
3) Terminar espolvoreando con las semillas de sésamo, preferentemente recién tostadas.

Ensalada de ave y vegetales

Ingredientes:

1 pechuga de pollo cocida, sin piel y cortada en trozos pequeños.
1 zanahoria rallada.
1 tomate cortado en rodajas.
1 puñado de hojas de rúcula cortadas en juliana fina.
4-5 rodajas finas de pepino (pelado o sin pelar).
1 remolacha cocida y cortada en cubos o láminas.
2 cucharadas de aceite de oliva.
2 cucharadas de yogur natural descremado
1 cucharadita de ajo en polvo.
Sal y pimienta recién molida a gusto.

Preparación:

1) Realizar un aliño mezclando bien el aceite, el yogur, el ajo en polvo, la sal y la pimienta.
2) Colocar en una ensaladera el pollo, la zanahoria, el tomate, la rúcula, el pepino, la lechuga y la remolacha. Reservar.
3) Condimentar la ensalada con la mezcla obtenida y revolver bien.

Tarta provenzal de cebolla

Ingredientes:

1 tapa de masa de hojaldre light.
1 kg de cebolla cortada en juliana.
1 diente de ajo entero, pelado y aplastado.
3 cucharadas de aceite de oliva extra virgen.
½ cucharadita de de romero seco.
1 cucharadita de tomillo.
4 filetes de anchoa en aceite.
1 puñado de aceitunas negras descarozadas.

Sal a gusto.
Rocío vegetal, cantidad necesaria.

Preparación:

1) Colocar el aceite en un olla o sartén y rehogar la cebolla junto con el romero y el tomillo, hasta que quede blanda y transparente, pero de color claro. Salar, agregar el ajo y cocinar 1 minuto más.
2) Forrar una tartera –previamente rociada con rocío vegetal– con la masa de hojaldre y rellenarla con la mezcla de cebolla, ajo y hierbas, pero retirando el ajo.
3) Acomodar las anchoas y las aceitunas sobre la superficie de la tarta.
4) Cocinar en horno fuerte durante 20-25 minutos o hasta que la masa quede bien dorada y servir tibia.

Tarta de brócoli y ricota

Ingredientes:

1 tapa de masa de hojaldre light.
Flores de un atado de brócoli.
1 y ½ taza de ricota descremada.
4 cucharadas de queso port salut descremado rallado.
1 huevo.
Aceite, cantidad necesaria.
Pimienta recién molida a gusto.
Sal a gusto.
Rocío vegetal, cantidad necesaria.

Preparación:

1) Cocer el brócoli al vapor o hervido con un mínimo de agua hasta que comience a ablandarse. Colarlo y picarlo bien fino.
2) Agregarle la ricota, el queso port salut, el huevo batido, salar y mezclar bien.

3) Forrar una tartera –previamente rociada con rocío vegetal– con la masa de hojaldre, y rellenarla con la mezcla de brócoli, quesos y huevo.
4) Espolvorear con la pimienta recién molida y cocinar de 30 a 40 minutos en horno mediano.
5) Se puede servir fría, tibia o caliente.

Platos principales

Colita de cuadril rellena

Ingredientes:

1 colita de cuadril grande, de aproximadamente 2 kg de peso.
1 manzana verde grande o 2 chicas, peladas, sin semillas y ralladas.
1 taza de repollo cortado en juliana bien fina.
1 cebolla pequeña rallada.
1 cucharadita de comino en polvo.
4 cucharadas de aceite de girasol.
2 vasos de vino tinto.
1 taza de caldo desgrasado.
Sal a gusto.

Preparación:

1) Desgrasar bien la carne, hacerle un corte a lo largo y salarla por dentro. Reservar.
2) Aparte, mezclar la manzana rallada, el repollo, la cebolla y el comino, y rellenar la carne con esa mezcla. Atarla con un piolín y dorarla con el aceite en una cacerola, tratando de que tome un color parejo.
3) Salarla por fuera, agregarle el vino y el caldo, y cocinarla tapada a fuego bajo hasta que esté hecha, tiempo que dependerá del tamaño de la pieza. En caso de ser necesario, agregar más caldo desgrasado a la cocción.

4) Cortar en rodajas y servir acompañada con algunas de las ensaladas que se presentan en este mismo volumen.

Niños envueltos con salsa de tomate

Ingredientes:

¾ kg de churrascos de cuadril.

Para el relleno:
200 g de queso port salut light en cubos pequeños.
Puntas cocidas de 1 atado de espárragos.
Sal a gusto.

Para la salsa:
4 tomates redondos pelados y cubeteados.
1 cucharadita de pimentón ahumado.
1 cucharadita de orégano.
1 diente de ajo picado.
1 pocillo de aceite de girasol.
Sal a gusto.

Preparación:

1) Para hacer la salsa, rehogar el ajo con el aceite sin que llegue a dorarse. Bajar el fuego al mínimo y agregar los tomates, el pimentón, el orégano y la sal. Revolver para que se disuelva bien el pimentón, apagar el fuego y reservar.
2) Para el relleno, mezclar cuidadosamente las puntas de los espárragos con los cubos de port salut, de forma tal que las primeras no se rompan.
3) Disponer los churrascos abiertos sobre una superficie plana y colocar sobre cada uno de ellos una cantidad generosa de la mezcla obtenida. Distribuir de manera pareja y salar.
4) Muy cuidadosamente enrollar cada una de las piezas y cerrarlas, ya sea atándolas con un hilo o bien con sendos escarbadientes en cada extremo.

5) Colocar los niños envueltos en la salsa de tomate, tapar y llevar al fuego (puede ser hornalla u horno) durante, aproximadamente, 50 minutos.

Boef bourguignon

Ingredientes:

1 kg de carne de ternera magra cortada en cubos.
1 botella de vino tinto.
2 dientes de ajo picados.
1 cebolla picada.
2 cebollas de verdeo cortadas en rodajas.
2 blancos de puerro cortados en rodajas.
2 zanahorias cortadas en rodajas finas.
1 cucharada de pimienta negra en grano.
1 hoja de laurel.
2 cucharadas de aceite de girasol.
1 cucharada de extracto de tomate.
1 taza de caldo de carne desgrasado.
1 taza de champignones enteros y limpios.
1 cucharada de romero.
1 cucharadita de tomillo.
Sal a gusto.

Preparación:

1) Colocar en un recipiente de vidrio o de loza el vino, el ajo, la cebolla, las cebollas de verdeo, los puerros, las zanahorias, los granos de pimienta negra y la hoja de laurel. Introducir los cubos de carne en esa mezcla, tapar y dejar reposar de un día para el otro en un lugar fresco o refrigerado. Al cabo de ese tiempo, retirar la carne pero reservar el líquido del marinado.
2) Secar los cubos de carne con papel de cocina y rehogarlos en el aceite hasta que queden levemente dorados.

3) Colar el líquido del marinado, reservarlo y agregar las verduras y los granos de pimienta junto con el extracto de tomate a la carne.
4) Cocinar hasta dorar ligeramente los vegetales. Luego, agregar el líquido del marinado y dejar hervir hasta que este se reduzca a la mitad.
5) Añadir el caldo, los champignones, el romero y el tomillo, y salar. Dejar cocer a fuego lento y medio tapado hasta que, nuevamente, el líquido se reduzca casi a la mitad.
6) Servir con guarnición de papas al natural o arroz.

Hamburguesa de carne y lentejas

Ingredientes:

500 g de carne de ternera magra picada.
1 taza de lentejas cocidas.
1 cebolla pequeña o ½ grande picada.
2 huevos.
1 cucharada de perejil fresco picado.
1 cucharadita de comino en polvo.
1 cucharada de harina.
Rocío vegetal, cantidad necesaria.
Sal a gusto.

Preparación:

1) Procesar la carne junto con las lentejas, la cebolla, el huevo, el perejil, el comino y la harina. Salar, dividir la mezcla en porciones y formar con las manos pequeñas hamburguesas.
2) Pintar una plancha con un poco de rocío vegetal y cocinar de ambos lados hasta que alcancen el punto deseado.
3) Acompañar con alguna de las ensaladas que presentamos en este mismo volumen.

Brochette de pollo con ananá

Ingredientes:

2 pechugas de pollo sin piel y cortadas en cubos.
2 morrones verdes sin semillas ni nervaduras cortados en rectángulos no muy grandes.
4 rodajas de ananá fresco sin el centro fibroso y cortado en rectángulos o triángulos.
1 pocillo de aceite de girasol.
Sal a gusto.

Preparación:

1) Pinchar en los palitos de brochette los cubos de pechuga de pollo intercalándolos con los rectángulos de morrón y de ananá.
2) Pincelar las brochettes con el aceite, colocarlas en la parrilla, la plancha o la sartén, y dejarlas hasta que se comiencen a dorar.
3) Darlas vuelta, salarlas y cocinarlas del otro lado.
4) Acompañar con alguna de las ensaladas que presentamos en este mismo volumen.

Pechugas rellenas con ricota y espinaca

Ingredientes

2 pechugas de pollo sin piel.

Para el relleno:
½ taza de ricota descremada.
Hojas de 2 atados de espinacas, lavadas, blanqueadas y bien escurridas.
Sal, nuez moscada y pimienta recién molida a gusto.

Preparación:

1) Picar las espinacas, mezclarlas con la ricota, salpimentarlas y agregarle la nuez moscada. Reservar.
2) Limpiar las pechugas, retirándole toda la carne suelta que tengan. Realizarles un corte en la zona central de forma tal de crear una suerte de bolsillo que resulte lo más amplio posible pero sin llegar al fondo ni a los costados.
3) Rellenar las pechugas con la mezcla obtenida y cerrarlas por la abertura del bolsillo utilizando un o varios escarbadientes. Salar.
4) Cocinarlas a la parrilla o plancha, durante 20- 25 minutos de cada lado, o más, dependiendo del tamaño de las pechugas en cuestión.
5) Acompañar con alguna de las ensaladas que presentamos en este mismo volumen.

Hamburguesas de pollo

Ingredientes:

2 tazas de carne de pollo sin piel.
1 puerro picado.
2 huevos.
2 cucharadas de avena arrollada.
Aceite, cantidad necesaria.
Sal a gusto.

Preparación:

1) Procesar el pollo junto con el puerro, el huevo y la avena hasta obtener una pasta uniforme. Salar, dividir la mezcla en porciones y formar con las manos pequeñas hamburguesas.
2) Pincelar con aceite una placa o asadera, colocar sobre ella las hamburguesas y cocinar en horno de mediano a fuerte por espacio de 30-40 minutos, dándolas vuelta en la mitad de la cocción.

3) Acompañar con algunas de las ensaladas que presentamos en este mismo volumen.

Alitas de pollo al curry

Ingredientes:

1 kg de alitas de pollo sin piel.
2 cucharadas de aceite de oliva.
1 pocillo de vino tinto.
1 cucharada de vinagre de vino.
1 cucharadita de ají molido.
1 hoja de laurel.
1 cucharada de curry en polvo.
2-3 granos enteros de pimienta negra.
1 taza de caldo de ave desgrasado.
Sal a gusto.

Preparación:

1) Ubicar las alitas de pollo en una cacerola o cazuela honda. Agregar el aceite de oliva, el vinagre, el vino, el ají molido, el laurel, el curry y la pimienta, y dejar macerar durante un mínimo de 2 horas.
2) Al cabo de ese tiempo, agregarle el caldo, llevar al fuego y cocinar hasta que el pollo quede tierno y buena parte del líquido se haya evaporado. Salar.
3) Servir con algunas de las ensaladas que presentamos en este mismo volumen.

Wok de cerdo y verdeo

Ingredientes:

500 g de carne de cerdo, lo más magra posible.
500 g de brotes de soja.
5 cebollas de verdeo, incluida su parte verde, cortada en rodajas grandes.
1 pocillo de aceite de girasol.
½ pocillo de salsa de soja.
1 cucharadita de jengibre fresco rallado.
Caldo de carne desgrasado, cantidad necesaria.
1 cucharada de fécula de maíz.
Sal y pimienta recién molida a gusto.

Preparación:

1) Rehogar en el wok la cebolla de verdeo durante 5 minutos con la totalidad del aceite, revolviendo de cuando en cuando.
2) Cortar la carne de cerdo en cubos medianos, agregarla junto a la salsa de soja y el jengibre, bajar el fuego y cocinar durante 15 minutos, revolviendo de cuando en cuando. Si la preparación se secara mucho y comenzara quemarse, agregar un poco del caldo de carne por los bordes. Salar, disolver la fécula de maíz en un poco de agua tibia y agregar, siempre revolviendo, hasta que espese.
3) A último momento, agregarle los brotes de soja previamente muy bien lavados y mezclar por un minuto.
4) Servir y espolvorear encima con pimienta recién molida.

Brótola a la espinaca con tomate

Ingredientes:

2 filetes de brótola.
1 cucharada de aceite de girasol.

1 diente de ajo picado.
2 rodajas de limón con cáscara.
1 paquete de hojas de espinaca lavadas.
1 tomate grande cortado en rodajas.
Sal a gusto.
Rocío vegetal, cantidad necesaria.

Preparación:

1) Colocar los filetes sobre un papel de aluminio lo suficientemente grande como para poder cerrarlo a modo de paquete. Salarlos.
2) Disponer por encima las rodajas de tomate, las hojas de espinaca y las rodajas de limón. Rociar con el aceite de girasol.
3) Cerrar el paquete, colocarlo sobre una asadera o placa previamente rociada con spray vegetal y cocinar en horno de mediano a fuerte durante unos 30 minutos.

Guiso de pescado

Ingredientes:

1 litro de caldo de pescado.
1 taza de cubos pescado fresco, preferentemente de 2 o 3 variedades, cortado en trozos pequeños.
1 cebolla picada.
1 puerro cortado en rodajas.
1 diente de ajo picado.
1 cebolla de verdeo cortada en rodajas.
1 morrón sin semillas ni nervaduras, cortado en juliana.
2 papas grandes, peladas y cortadas en cubos pequeños.
1 cucharadita de tomillo seco.
1 cucharada de perejil fresco picado.
1 hoja de laurel.
2 cucharadas de aceite de oliva.
Sal a gusto.

Preparación:

1) Rehogar durante 2 minutos la cebolla, el puerro y la cebolla de verdeo. Agregar el ajo y rehogar 1 minuto más.
2) Acomodar los cubos de pescado sobre los vegetales ya rehogados y colocar encima el morrón, las papas, el tomillo, el perejil y el laurel. Salar la preparación y agregarle el caldo.
3) Llevar a ebullición y, cuando hierva, bajar a fuego mediano, tapar y cocinar 30-35 minutos.
4) Retirar del fuego, dejar reposar unos minutos y servir.

Pastel de pejerrey

Ingredientes:

5 filetes de pejerrey.
1 cebolla picada.
4 cucharadas de harina integral.
2 huevos.
1 cucharada de perejil fresco picado.
1 tomate sin semillas y picado
4 cucharadas de queso blanco o crema light.
Rocío vegetal, cantidad necesaria.
Sal a gusto.

Preparación:

1) Procesar todos los ingredientes (menos el rocío vegetal) hasta obtener una pasta homogénea y espesa. Salar.
2) Humectar una budinera con abundante rocío vegetal, volcar la mezcla en ella y cocinar en horno mediano durante 35-40 minutos.
3) Desmoldar, cortar en rodajas y servir bien caliente acompañado con algunas de las ensaladas que presentamos en este mismo volumen.

Guiso naranja con langostinos

Ingredientes:

1 taza de zapallo sin semillas, pelado y cortado en cubos.
4 zanahorias cortadas en rodajas finas.
1 cebolla pequeña picada.
1 puerro cortado en rodajas.
2 cucharadas de aceite de girasol.
1 taza de caldo desgrasado.
10 langostinos sin la cabeza y pelados.
Pimienta recién molida a gusto.
½ cucharadita de ajo en polvo.
Sal a gusto.

Preparación:

1) Calentar el aceite en una cacerola, y agregarle la cebolla y los cubos de zapallo. Cocinar a fuego muy bajo, revolviendo, hasta que el zapallo y la zanahoria estén tiernos, y el primero comience a desarmarse (unos 30 minutos, aproximadamente).
2) Agregar el caldo, el puerro y los langostinos, salar y cocinar hasta que reduzca el líquido.
3) Servir espolvoreado con la pimienta recién molida y el ajo en polvo.

Carbonada criolla

Ingredientes:

1 papa pelada y cortada en cubos.
1 batata pelada y cortada en cubos.
1 zanahoria pelada y cortada en rodajas.
1 taza de zapallo sin semillas, pelado y cortado en cubos.
1 choclo cortado en rodajas gruesas.
1 cebolla picada.
1 tomate picado.

1 durazno pelado y cortado en cubos grandes.
1 litro de caldo de verdura desgrasado.
4 cucharadas de aceite de girasol.
1 cucharadita de azúcar.
1 hoja de laurel.
1 cucharadita de ají molido.
Sal a gusto.

Preparación:

1) En una cacerola rehogar la cebolla hasta que transparente. Agregar el tomate y el ají molido, salar y seguir cocinando unos 2 o 3 minutos más.
2) Incorporar el caldo, la hoja de laurel, la papa, la batata, la zanahoria, el zapallo y el choclo, y añadir el azúcar y la sal. Cocinar ½ hora o hasta que los vegetales estén tiernos pero sin deshacerse
3) Finalmente, incorporar el durazno y cocinar 5 minutos más.

Ñoquis de espinaca con salsa de brócoli

Ingredientes:

4 paquetes de hojas de espinacas cocidas, escurridas y procesadas.
½ taza de ricota descremada.
4 huevos.
4 cucharaditas de queso rallado light.
200 g de fécula de maíz.
Sal a gusto.

Para la salsa de brócoli:
½ taza de flores de brócoli cocidas.
½ taza de caldo desgrasado.
2 cucharadas de crema de leche light.
1 cucharadita de ajo en polvo.
Sal a gusto.

Preparación:

1) Para hacer la salsa procesar las flores de brócoli, el caldo, la crema de leche, el ajo en polvo y la sal hasta obtener una mezcla homogénea. Reservar.
2) Para hacer los ñoquis mezclar bien la espinaca con la ricota, los huevos, el queso rallado y la fécula de maíz hasta obtener una masa lo más homogénea posible. Formar tiras de masa y cortarlas en cubos para formar los ñoquis.
3) Cocinarlos en agua hirviendo, previamente salada, durante 2 minutos o hasta que suban a la superficie, y colarlos.
4) Servir con abundante salsa, calentándola antes.

Fideos con zanahoria y jengibre

Ingredientes:

500 g de pasta seca.
1 diente de ajo picado.
1 cebolla picada.
3 zanahorias ralladas.
1 cucharada de jengibre fresco rallado.
1 pocillo de aceite de girasol.
½ pocillo de salsa de soja.
Sal a gusto.

Preparación:

1) Hervir la pasta en una cacerola con abundante agua hasta que quede al dente (5-7 minutos). Colar y reservar.
2) Rehogar el diente de ajo con la totalidad del aceite. Cuando ya comience a soltar aroma y no se haya puesto dorado, agregar la cebolla picada y la zanahoria rallada. Cocinar 5 minutos, revolviendo de cuando en cuando, añadir el jengibre y cocinar 2-3minutos más.
3) Agregar los fideos, la salsa de soja y salar, mezclar bien y cocinar 2-3 minutos más.

Fideos con zucchini y ricota

Ingredientes:

500 g de pasta seca.
5 zucchinis cortados en rodajas.
3 cucharadas de aceite de oliva.
1 diente de ajo picado.
1 puñado albahaca picada.
1 taza de ricota descremada.
1 cucharada de queso rallado light.
Sal y pimienta recién molida a gusto.

Preparación:

1) Hervir la pasta en una cacerola con abundante agua hasta que quede al dente (5-7 minutos). Colar y reservar.
2) Rehogar los zuchinnis con la totalidad del aceite y a fuego bajo durante 15 minutos, revolviendo de vez en cuando. A último momento, agregar el ajo, dejar un minuto más y apagar el fuego.
3) Añadirle la pasta, la albahaca, la ricota y el queso rallado, revolver bien, salar y servir espolvoreado con la pimienta.

Fideos con cerdo y rúcula

Ingredientes:

500 g de pasta seca.
¼ kg de carne magra de cerdo cortada en cubos.
1 diente de ajo picado.
Hojas de 1 atado de rúcula cortadas en juliana.
½ pocillo de salsa de soja.
1 pocillo de vino blanco.
1 pocillo de aceite de girasol.
Sal a gusto.

Preparación:

1) Hervir la pasta en una cacerola con abundante agua hasta que quede al dente (5-7 minutos). Colar y reservar.
2) Disolver el azúcar en la salsa de soja y el vino blanco. Colocar los cubos de carne en un bol y agregarle la preparación obtenida y 1 cucharada del aceite. Mezclar bien todo y dejarlo macerar, por lo menos, durante 1 hora.
3) Al cabo de ese tiempo, calentar en el wok el resto del aceite, rehogar el ajo y, cuando no haya llegado a dorarse, agregarle la carne y el líquido de maceración. Cocinar a fuego más bien bajo hasta que la carne esté casi cocida por completo.
4) Agregarle los fideos y la rúcula, revolver bien todo, apagar el fuego, salar y tapar.
5) Dejar que la preparación se siga cocinando con el vapor durante unos 5 minutos y servir

Risotto indio con berenjena

Ingredientes:

2 cucharadas de aceite de oliva.
2 berenjenas sin pelar y cortadas en cubos.
1 cucharadita de mostaza en polvo.
1 cucharadita de jengibre en polvo.
1 cucharadita de cúrcuma.
1 y ½ taza de arroz integral o yamaní cocido.
1 cucharada de jugo de limón.
Sal a gusto.

Preparación:

1) Calentar el aceite en una sartén y rehogar las berenjenas durante 5 minutos revolviendo de cuando en cuando. Retirarlas y escurrirlas dejando que el líquido caiga a la sartén. Reservar.

2) En el líquido que ha quedado en la sartén agregar la mostaza, el jengibre, la cúrcuma y el arroz ya cocido, y revolver hasta que todo esté bien caliente.
3) Incorporar el jugo de limón y las berenjenas, y mezclar bien todo. Salar y servir.

Huevos picantes con tomate y tofu

Ingredientes:

2 huevos.
3 tomates pelados, sin semillas y en cubos.
1 taza de tofu firme o extra firme desmenuzado.
2 cucharadas de leche de vaca o de soja.
1 morrón verde sin el centro ni las semillas cortado en juliana.
2 cucharadas de aceite de oliva.
1 cucharadita de orégano.
1 cucharada de ají molido.
Sal y pimienta a gusto.

Preparación:

1) Poner el aceite en una sartén y freír durante 10 minutos los tomates, el morrón y el ají molido revolviendo de cuando en cuando.
2) Aparte, batir los huevos con la leche y el tofu, salpimentar y agregarlos a la sartén. Mezclar, hasta que cuajen todos los ingredientes, pero sin se sequen.
3) Servir, espolvorear con el orégano y acompañar con 1 rebanada de pan integral.

Postres

Copa moka

Ingredientes:

1 cucharadita de café instantáneo.
Unas gotas de edulcorante líquido.
2 bochitas de helado diet de vainilla.
1 cucharada de nueces picadas.

Preparación:

1) Disolver el café y el edulcorante en un pocillo pequeño de agua hirviendo. Dejar enfriar y refrigerar.
2) Colocar el helado en una copa, derramar por encima el café y termine espolvoreando con las nueces picadas.

Brochette de frutas con yogur

Ingredientes:

1 pote de yogur natural, de frutilla o de durazno descremado.
Unas gotas de edulcorante líquido.
1 rodaja de ananá, sin el centro fibroso, cortada en cubos.
1 taza de cubos de melón sin semillas.
1 taza de frutillas pequeñas sin el cabito.

Preparación:

1) Batir el yogur junto con el edulcorante hasta obtener una preparación cremosa y lo más libre de grumos posible. Reservar.
2) Disponer alternativamente las distintas frutas en varios palitos para brochette.
3) Servir de a 2 brochettes junto a una porción de yogur endulzado.

Peras al vino tinto

Ingredientes:

4 peras peladas, cortadas al medio y sin semillas.
1 cucharada de jugo de limón.
1 cucharadita de ralladura de limón.
1 vaso de vino tinto.
1 clavo.
1 rama de canela.
1 cucharada de edulcorante líquido.
1 taza de de agua.

Preparación:

1) Calentar el agua con la ralladura de limón, el vino tinto, el clavo, la rama de canela y el edulcorante. Cocinar 10 minutos a fuego bajo desde que rompe el hervor hasta que espese un poco.
2) Agregarle las peras y el jugo de limón, y cocinar 20 minutos más.
3) Dejar enfriar por completo, y retirar la rama de canela y el clavo.
4) Se pueden comer tibias o frías y acompañadas por un copete de queso blanco descremado endulzado con unas gotas de edulcorante líquido o con una bochita de helado *light*.

Ciruelas a la crema de canela

Ingredientes:

½ kg de ciruelas frescas.
½ vaso de vino tinto.
1 taza de queso blanco o crema light.
1 clara de huevo batida a nieve.
½ cucharadita de canela molida.
1 cucharada de edulcorante líquido.

Preparación:

1) Pelar las ciruelas, ponerlas en una cacerola, agregarles el vino y el edulcorante, y cocinar a fuego lento hasta que se ablanden. Retirar y dejar enfriar.
2) Aparte, integrar muy suavemente la clara de huevo al queso blanco.
3) Poner en un bol las ciruelas con su almíbar, colocar el queso por arriba y servir bien frío, espolvoreado con la canela.

Postre de durazno con helado

Ingredientes:

1 lata –400 g– de duraznos en almíbar diet, escurridos y cortados en cubos.
1 taza de yogur descremado, natural o de durazno.
3 cucharadas de gelatina sin sabor.
3 cucharadas de edulcorante líquido.
Helado diet de durazno, cantidad necesaria.

Preparación:

1) Batir bien el yogur hasta obtener una preparación cremosa y lo más libre de grumos posible. Reservar.
2) Disolver la gelatina en un pocillo con agua bien caliente y agréguesela al yogur.
3) Licuar la preparación obtenida junto a los duraznos y el edulcorante, colocar la mezcla en copas altas y refrigerar hasta que solidifique.
4) Servir con una bochita de helado encima por copa.

Aspic de cítricos

Ingredientes:

Gajos sin semillas ni hollejos de 2 pomelos.
Gajos sin semillas ni hollejos de 3 naranjas.
Gajos sin semillas ni hollejos de 2 mandarinas.
3 vasos de jugo de naranja.
3 sobres de gelatina sin sabor.
Edulcorante líquido a gusto.

Pasos a seguir:

1) Disolver la gelatina en un poco del jugo de naranja bien caliente, agregarle el resto del jugo y el edulcorante, y mezclar bien.
2) Distribuir los gajos de las frutas en un molde de budín inglés y verter por encima el jugo con gelatina.
3) Refrigerar un mínimo de 4 horas o hasta que la preparación esté firme, desmoldar y presentar.

Parfait de peras y arándanos

Ingredientes:

2 potes de yogur natural descremado.
1 cucharada de edulcorante líquido.
5 peras, sin pelar y sin semillas y cortadas en cubos pequeños.
Jugo de ½ limón.
4 cucharadas de avena arrollada.
Arándanos para decorar.

Preparación:

1) Batir el yogur junto con el edulcorante hasta obtener una preparación cremosa y lo más libre de grumos posible. Reservar.

2) Colocar los cubos de pera en un bol, agregarles el jugo de limón y mezclar bien. Dejar unos minutos, retirar el exceso de líquido –si hiciera falta y mezclar– con la avena arrollada.
3) Armar los parfait en vasos alargados, combinando una capa de yogur con otra de frutas.
4) Decorar con unos arándanos por encima.

Smoothie de papaya

Ingredientes:

2 tazas de cubos de papaya pelados y congelados.
½ taza de yogur natural descremado.
1 cucharada de edulcorante líquido.

Preparación:

1) Procesar los cubos de papaya congelados, junto con el yogur y el edulcorante, hasta lograr una preparación cremosa y homogénea.
2) Servir inmediatamente en copas.

Delicia turca de higos

Ingredientes:

6 higos frescos, sin cabito, y cortados al medio.
Jugo de 1 naranja.
2 cucharaditas de edulcorante líquido.
1 cucharada de agua de azahar.
½ taza de yogur natural descremado.

Preparación:

1) Batir el yogur junto con 1 cucharadita de edulcorante líquido y el agua de azahar hasta obtener una preparación cremosa y lo más libre de grumos posible. Reservar

2) Colocar los higos con la parte abierta hacia arriba en una fuente que pueda ir al horno.
3) Mezclar el jugo de naranja con la restante cucharadita de edulcorante, y derramarlo sobre los higos.
4) Cocinar durante 25-30 minutos en horno a temperatura mediana, echando varias veces el jugo por encima hasta que los higos se tiernicen bien.
5) Retirarlos del horno y servirlos tibios, con el yogur bien frío derramado sobre ellos.

Melón relleno

Ingredientes:

1 melón cortado al medio y sin las semillas.
1 kiwi cortado en cubos.
1 taza de cerezas descarozadas.
1 mango pequeño cortado en cubos.
1 copita de ron o cognac.
1 cucharadita de edulcorante líquido.

Preparación:

1) Profundizar un poco más el hueco donde se encontraban las semillas del melón.
2) Picar la pulpa que ha sobrado y mezclarla con el kiwi, las cerezas y el mango. Colocar esa mezcla en el hueco del melón.
3) Diluir el edulcorante en el ron o cognac y rociar por encima.
4) Darle un golpe de freezer para servir bien helado.

Uvas al anís

Ingredientes:

1 taza de uvas blancas peladas y sin semillas.
1 cucharada de jugo de limón.

1 cucharadita de edulcorante líquido.
1 cucharada de algún licor de anís.

Preparación:

1) Disponer las uvas en una copa o compotera y reservar.
2) Aparte, mezclar el jugo de limón con el edulcorante líquido y el licor de anís.
3) Verter el liquido obtenido sobre las uvas.
4) Refrigerar y sirva bien frío, casi a punto de helarse.

Mousse de mango

Ingredientes:

2 mangos bien maduros, pelados y cortados en trozos grandes.
3 cucharadas de gelatina diet de naranja.
1 taza de yogur natural descremado.
1 clara batida a nieve.
Rodajitas de mango para decorar.
Edulcorante líquido a gusto.

Preparación:

1) Disolver la gelatina en un pocillo con agua bien caliente y agréguesela al yogur.
2) Procesar o licuar el yogur junto con el mango. Probar la preparación y, si se lo cree necesario, agregar edulcorante.
3) Añadir a la preparación la clara batida a nieve y mezclar muy suavemente.
4) Colocar en copas y refrigerar hasta el momento de servir.
5) Servir decorado con unos trocitos de mango.

Manzanas asadas

Ingredientes:

6 manzanas verdes o rojas.
½ vaso de vino tinto.
Unas gotas de edulcorante líquido.
1 cucharadita de canela en polvo.

Preparación:

1) Con una cucharita o utensilio similar retirar el corazón de las manzanas e ir colocándolas en una fuente o asadera que pueda ir al horno.
2) Disolver la canela y el edulcorante en el vino y colocarlo en el hueco de las manzanas.
3) Llenar la fuente o asadera con 1 dedo de agua y llevar a horno caliente durante 40-45 minutos o hasta que las manzanas se tiernicen y queden bien doradas por fuera.
4) Se pueden comer tibias o frías y acompañadas por un copete de queso blanco descremado endulzado con unas gotas de edulcorante líquido o con una bochita de helado *light*.

Mousse de limón

Ingredientes:

½ taza de jugo de limón.
1 taza de queso blanco o crema light.
1 cucharada de gelatina sin sabor.
Unas gotas de edulcorante líquido.
1 cucharada de ralladura de limón.
2 claras batidas a nieve.

Preparación:

1) Calentar el jugo de limón a fuego mínimo. Agregar la gelatina y disolverla bien. Retirar del fuego y agregar el queso blanco o crema, el edulcorante y la ralladura de limón.
2) Refrigerar 2 horas, agregarle las claras batidas a nieve, mezclar lentamente y con sumo cuidado, disponer en copas y llevar nuevamente a la heladera hasta que quede bien firme.

Panqueque a la naranja

Ingredientes:

2 huevos.
100 g de harina integral.
1 taza de leche descremada.
1 cucharada de aceite de girasol.
1 cucharadita de edulcorante líquido.
1 cucharadita de esencia de vainilla.
Rocío vegetal, cantidad necesaria.

Para la cubierta:
Gajos sin semillas ni hollejos de 3 naranjas.
Jugo de naranja, un pocillo por panqueque.
1 bocha de helado diet de naranja por panqueque.

Preparación:

1) Mezclar los huevos con la leche, agregarle la harina previamente cernida, mezclar bien y añadir el aceite, la esencia de vainilla y el edulcorante. Batir un par de minutos hasta obtener una preparación homogénea y dejar reposar entre 1 y 2 horas.
2) Preparar los panqueques como de costumbre, en una sartén de teflón o panquequera, lubricando la misma con

rocío vegetal y vertiendo sobre su superficie un cucharón de la mezcla obtenida en el punto anterior. Realizarlos lo más gruesos posible.

3) Colocar uno de los panqueques aún tibio extendido sobre un plato y distribuir por encima los gajos de naranja, colocar en el centro la bocha de helado y derramarle el jugo por encima.

CAPÍTULO VI

Ejemplos de cómo implementar la *dieta del sentido común*

Tal como usted habrá leído a lo largo del volumen que aquí casi finaliza, la ***Dieta del Sentido Común*** en un programa nutricional absolutamente abierto y autogestivo: se trata simplemente de que usted evite los alimentos contraindicados, elija la mayor variedad posible de los recomendados y los ingiera en seis porciones pequeñas distribuidas a lo largo de todo el día. Sin embargo es posible que, aun después de leer atenta y concienzudamente el libro, no se dé una idea cabal de cómo ponerla en práctica. Por ello, aquí le ofrecemos dos posibilidades al respecto. Seguramente, usted podrá idear luego muchas otras.

Un día de verano con la *Dieta del Sentido Común*

En este primer ejemplo y tal como podrá ver, le ofrecemos el modelo de las seis ingestas diarias adecuadas al verano:

abundancia de preparaciones frías y cantidad considerable de frutas.

Desayuno

- 1 yogur descremado.
- 1 tostada de pan integral con queso blanco descremado.
- 1 fruta.

Colación de media mañana

- 1 tajada de queso port salut o 1 mousse de limón (ver "Recetario").

Almuerzo

- 2 hamburguesas de carne y lentejas (ver "Recetario")
- o 2 hamburguesas de pollo (ver "Recetario").
- 1 porción de ensalada con cítricos (ver "Recetario")
- o 3 endibias crujientes (ver "Recetario").
- 1 postre de durazno con helado (ver "Recetario").

Colación de media tarde

- 1 porción de tarta de brócoli y ricota (ver "Recetario") o 1 fruta.

Merienda

- 1 licuado de frutillas y leche descremada con edulcorante.
- 1 tostada de pan integral con queso blanco descremado.

Cena

- 1 porción de fideos con zanahoria y jengibre (ver "Recetario").
- 1 tazón de cerezas o frutillas o frambuesas.

Un día de invierno con la *Dieta del Sentido Común*

Al igual que en la propuesta anterior, la que presentamos a continuación también respeta las seis ingestas diarias, solo que se basa en preparaciones calientes acordes a las temperaturas de la estación invernal.

Desayuno

- 1 infusión con leche descremada y endulzada con edulcorante.
- 1 tostada de pan integral con queso blanco descremado.
- 1 huevo pasado por agua.

Colación de media mañana

- 1 tazón de sopa de champignones (ver "Recetario") o 1 sándwich de tomate hecho con una rodaja de pan integral tostado partido al medio.

Almuerzo

- 1 porción de carbonada criolla (ver "Recetario") o 1 porción de ñoquis de espinaca con salsa de brócoli (ver "Recetario").
- 1 peras al vino tinto.

Colación de media tarde

- 1 porción de tarta provenzal de cebolla (ver "Recetario") o 1 brochette de frutas con yogur (ver "Recetario").

Merienda

- 1 infusión con leche descremada y endulzada con edulcorante.
- 1 puñado de copos de maíz sin azúcar.

Cena

- 1 porción de brótola a la espinaca con tomate (ver "Recetario") o 1 porción de risotto indio con berenjena (ver "Recetario").
- 1 fruta.

Apéndice

Existen numerosas formas de calcular el peso ideal, pero el Método Hamwi es considerado el más específico. Es importante que luego del cálculo de peso ideal se realice el cálculo del peso ideal corregido. El peso ideal corregido es el primer objetivo a alcanzar. El peso ideal, el objetivo final y el peso a mantener.

Cómo calcular el peso ideal

Hombres

Se calculan 47,7 kg para los primeros 1,50 metros de su altura. A partir de esas cifras, se suman 2,72 kg por cada 2,5 centímetros de altura. Es decir, para un hombre cuya estatura es de 1,75 metros (25 cm más sobre 1,50 m), se debe realizar la siguiente regla de tres simple:

2,5 cm ____________________ 2,72 kg
25 cm ____________________ X = 27,2 kg.

Luego, sumar el resultado a los 47,7 kg iniciales:

47,7 kg + 27,2 kg = 74,9 kg ≈ 75 kg → Peso Ideal

Mujeres

Se calculan 45,5 kg para los primeros 1,50 metros de su altura y se le suman 2,27 kg por cada 2,5 centímetros de altura mayores a 1,50. Por ejemplo, para una mujer cuya estatura es de 1,67 m, (17 cm más sobre 1,50 m), se debe realizar la siguiente regla de tres simple:

2,5 cm ______________________ 2,27 kg
17 cm ______________________ X = 15,436 kg

45,5 kg + 15,436 kg = 60,935 kg ≈ 61 kg→ Peso Ideal

Cómo calcular el peso ideal corregido

El peso ideal corregido surge del cálculo del Peso actual – el Peso ideal x 0,25 + Peso ideal.

Por ejemplo: Para una mujer u hombre cuyo peso ideal sea de 61 kg. y su peso actual de 80 kg:

{(80 kg– 61 kg)x 0,25} + 61 kg= 65,75 kg→Peso ideal corregido.

Es decir:

Peso actual (80 kg) – Peso ideal (61 kg) x 0,25 + Peso ideal (61 kg) = 65,75 kg→Peso ideal corregido.

Tabla de pesos ideales

Hombre	Peso ideal
1,50	47,7
1,55	53,14
160	58,58
165	64,02
170	69,46
175	74,9
180	80,34
185	85,78
190	91,22
195	96,66
200	102,1

Mujer	Peso ideal
1,50	45,5
155	52,24
160	56,78
165	61,32
170	65,86
175	70,4
180	74,94
185	79,48
190	84,02